ספר הבישול למעיים בריאים

100 מתכונים טעימים למערכת עיכול שמחה ומאוזנת. מדריך מקיף לאכילה בריאה במעיים

וירפס הנד

תוכן העניינים

4

מבוא

ספר הבישול למעי בריא הוא המדריך האולטימטיבי שלך להשגת מערכת עיכול מאוזנת ומאושרת באמצעות אוכל טעים ומזין. עם 100 מתכונים טעימים ובריאים, ספר בישול זה נועד לתמוך בבריאות המעיים שלך וברווחה הכללית.

כל מתכון מלווה בתמונה יפה בצבע מלא, המעניקה לכם הצצה קטנה לארוחות הטעימות והבריאות שתיצור. מחטיפים וארוחות בוקר ידידותיות למעיים ועד לארוחות ערב דשנות וקינוחים, כל מתכון מעוצב בקפידה כדי להזין את המעיים שלך עם מרכיבים בריאים.

ספר הבישול בטן בריא הוא יותר מסתם ספר מתכונים. זהו מדריך מקיף לאכילה בריאה במעיים, עם מידע על איך לשמור על מיקרוביום בריא במעיים, לזהות חומרים מגרים במעיים ולבחור מזונות בריאים למעיים.

בין אם אתה נאבק בבעיות מעיים או פשוט מחפש לשפר את הבריאות הכללית שלך, ספר הבישול של המעיים הבריא הוא המשאב האולטימטיבי ליצירת ארוחות טעימות ומזינות התומכות במערכת עיכול מאוזנת ומאושרת.

אנו מקווים ש-The ספר הבישול למעיים בריאים יעורר בך השראה לקחת אחריות על בריאות המעיים שלך באמצעות אוכל טעים ומזין. בישול שמח!

SMOOTHIES

1. שייק אגוזי בננה

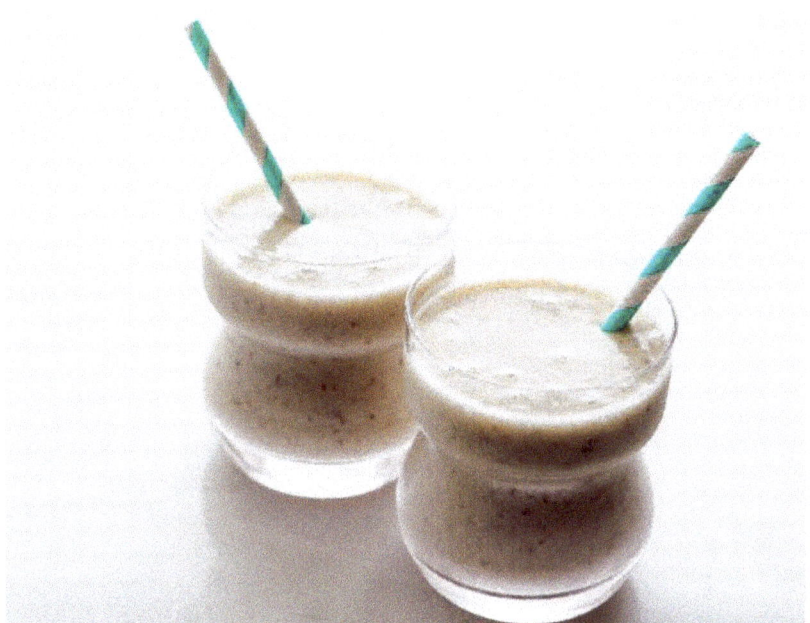

עושה: 1

½ בננה בוסר, קפואה

½ כוס חלב שיבולת שועל

¼ כוס יוגורט ללא לקטוז

5 אגוזי מלך

1 כף לבבות קנבוס

חתיכה אחת של חצי אינץ' ג'ינג'ר מקולף

מערבבים את כל החומרים בבלנדר ומטגנים עד לקבלת מרקם חלק. מוסיפים קרח, אם רוצים.

2. קרם תפוז

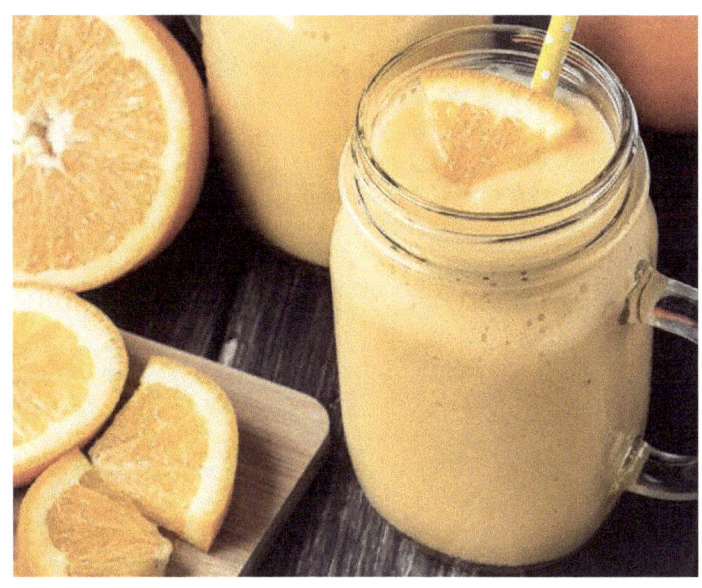

עושה: 1

1 תפוז טבור בינוני, קלוף

¼ כוס קפיר ללא לקטוז

1 כפית זרעי פשתן

¼ כפית תמצית וניל טהורה

¼ כפית כורכום

4 קוביות קרח

הוראות

מערבבים את כל החומרים בבלנדר ומטגנים עד לקבלת מרקם חלק.

3. מכונת פשתן

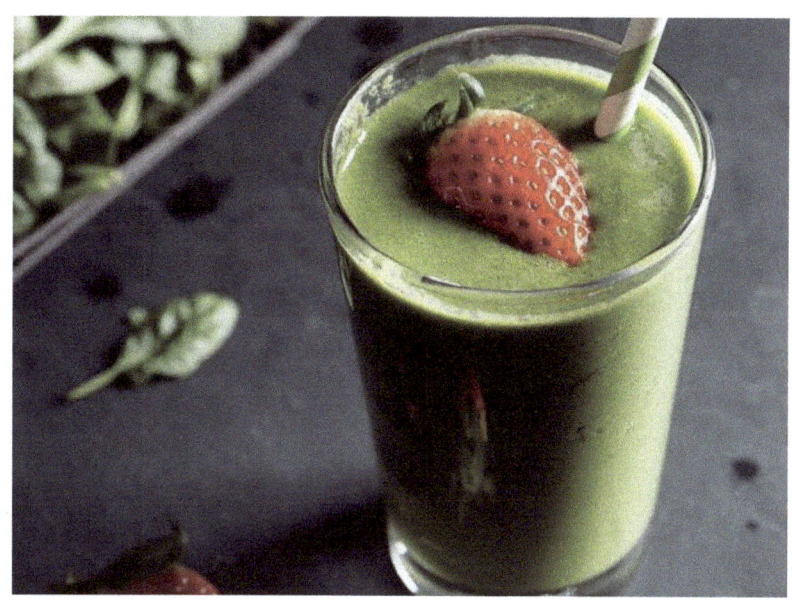

עושה: 1

- ¼ כוס תותים
- ½ כוס תרד, שטוף היטב
- 1 כוס חלב שקדים
- 2 כפות חמאת שקדים
- 1 כף זרעי פשתן

הוראות

a) מערבבים את כל החומרים בבלנדר ומטגנים עד לקבלת מרקם חלק.

4. שייק בוקר מיקס

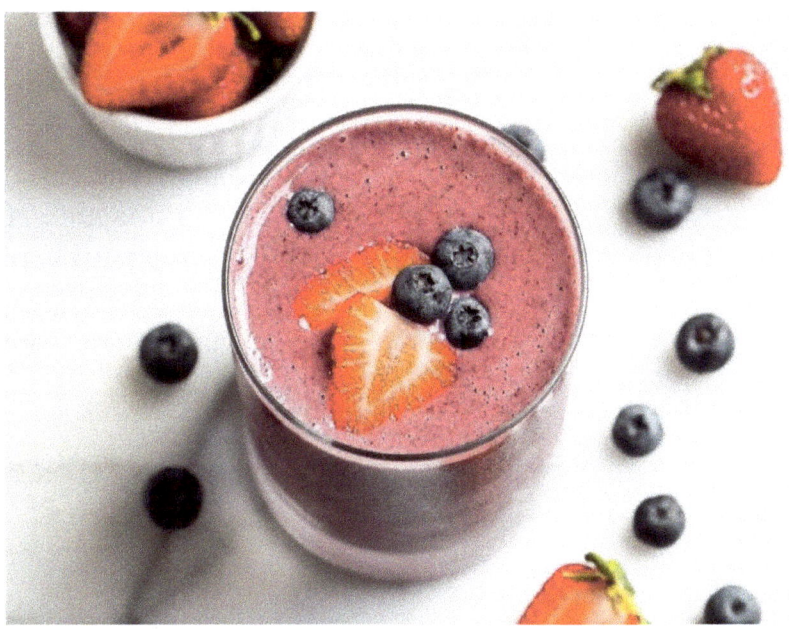

עושה: 1

1½ כוסות מים או חלב שקדים
½ בננה בינונית בוסר
10 אוכמניות
1 כפית ספירולינה
1 כף אבקת חלבון (לא חובה)
1 כוס תרד, שטוף היטב
1 כף צ'יה או זרעי פשתן
1 כפית אבקת מאצ'ה
פרוסת ג'ינג'ר טרי ו/או כורכום

הוראות
מערבבים את כל החומרים בבלנדר ומטגנים עד לקבלת מרקם חלק.

5. שייק טרופיקלה

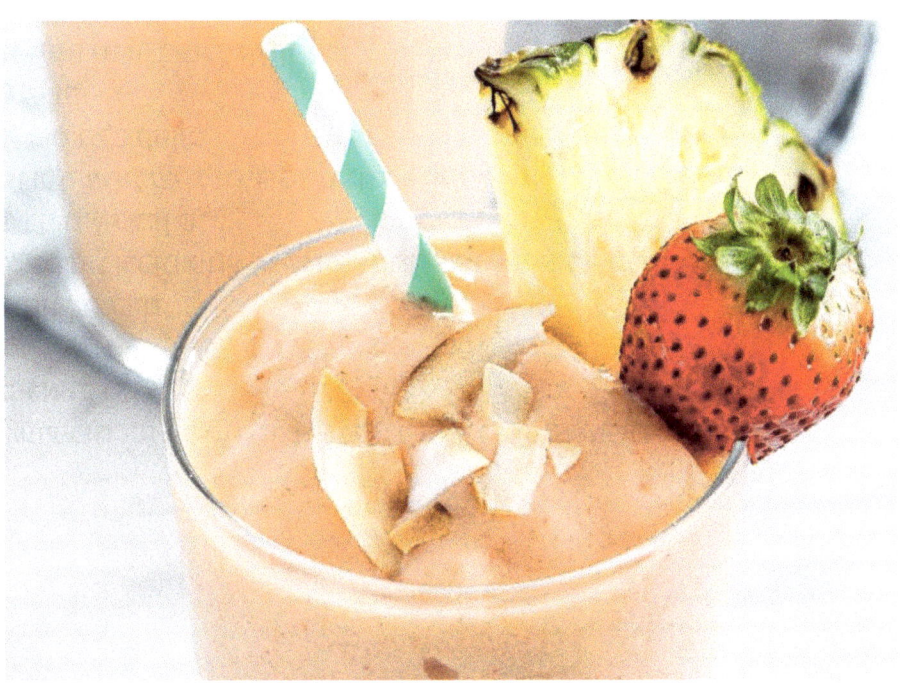

עושה: 1

½ כוס אננס
½ תפוז טבור בינוני, קלוף
10 שקדים
¼ כוס חלב קוקוס
פרוסה אחת של ג'ינג'ר טרי בגודל ¼ אינץ'
1 כף מיץ לימון טרי
¼ כפית כורכום טחון או פרוסה אחת בגודל ¼ אינץ' טרי
4 קוביות קרח

הוראות
מערבבים את כל החומרים בבלנדר ומטגנים עד לקבלת מרקם חלק.

6. בננה ברי אגוז

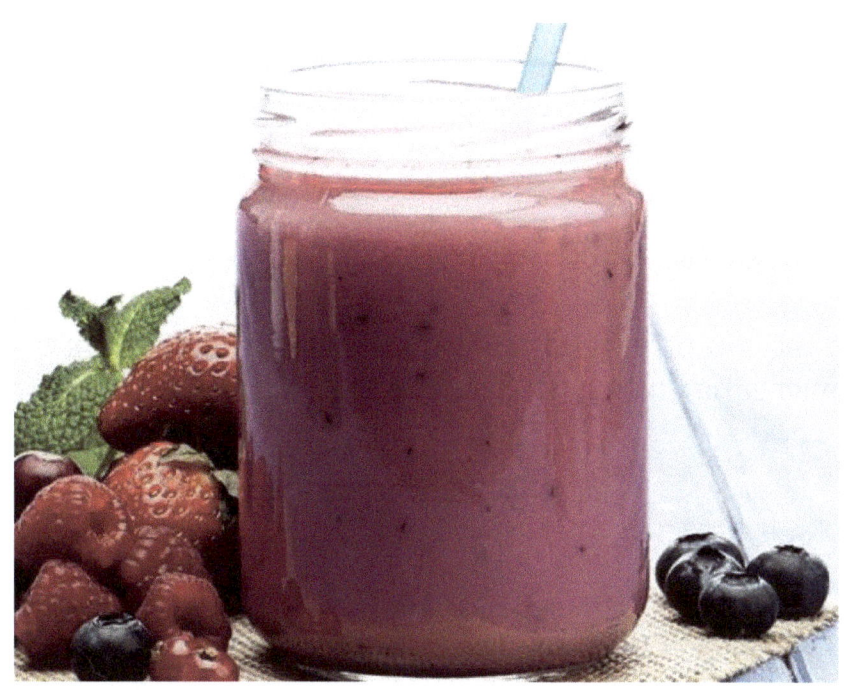

עושה: 1

מעורב פירות יער: כ-5 תותים, 10 אוכמניות
½ בננה בינונית בוסר
½ כוס חלב קוקוס
½ כוס מים
1 כף זרעי צ'יה
1 כף חמאת שקדים

הוראות

מערבבים את כל החומרים בבלנדר ומטגנים עד לקבלת מרקם חלק. אם לא
תשתה את זה מיד, אולי כדאי להוסיף את זרעי הצ'יה דקות לפני שתשתה,
אחרת הם יתרחבו וישנו את עקביות השייק.

7. שייק ירקות

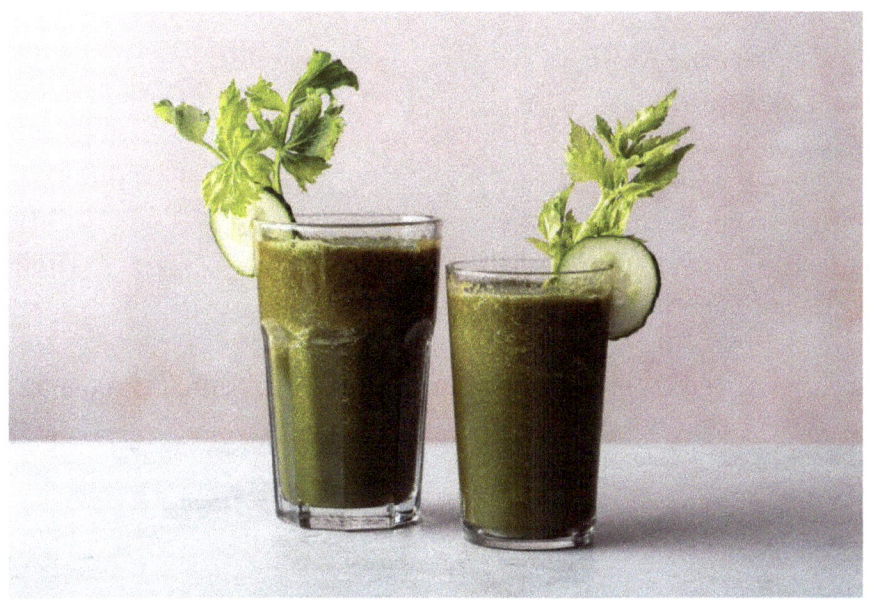

עושה: 1

⅓ כוס סלק
½ תפוז טבור בינוני, קלוף
חתיכה אחת של חצי אינץ' ג'ינג'ר מקולף
¼ לימון, קלוף
½ כוס מי קוקוס
½ כוס מים
⅛ אבוקדו

הוראות
מערבבים את כל החומרים בבלנדר ומטגנים עד לקבלת מרקם חלק.

8. אוכמניות בליס

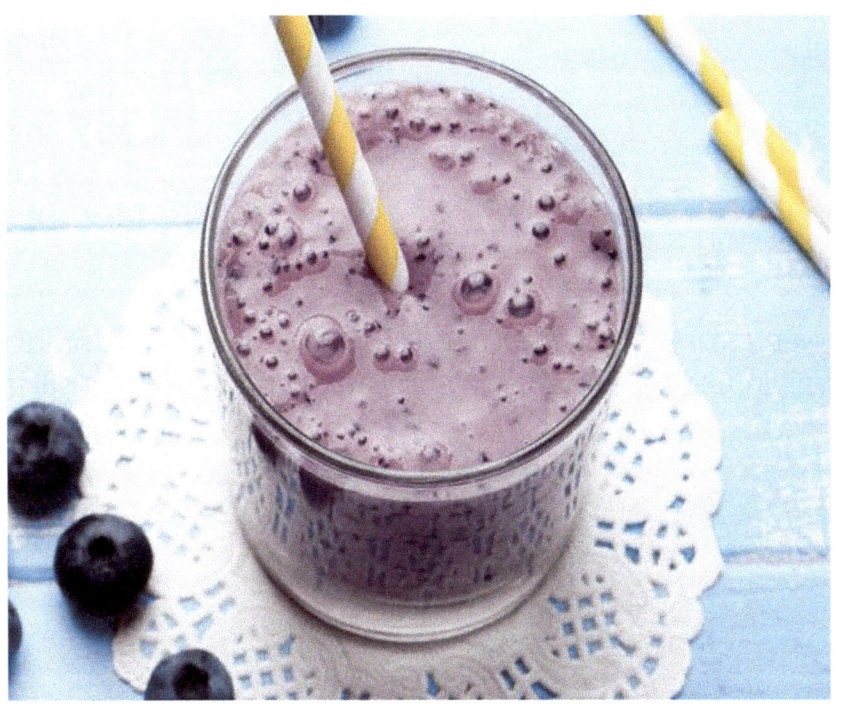

עושה: 1

½ כוס אוכמניות, קפואות אם אפשר
1 כוס קייל
1 כוס חלב שקדים
1 כפית מיץ לימון טרי
½ כפית כורכום טחון
1 כפית זרעי צ'יה

הוראות

מערבבים את כל החומרים בבלנדר ומטגנים עד לקבלת מרקם חלק. אם אתה לא מתכוון לשתות את זה מיד, אתה יכול לחכות להוסיף את זרעי הצ'יה כי אחרת הוא יסמיך.

9. שייק שוקולד מנטה

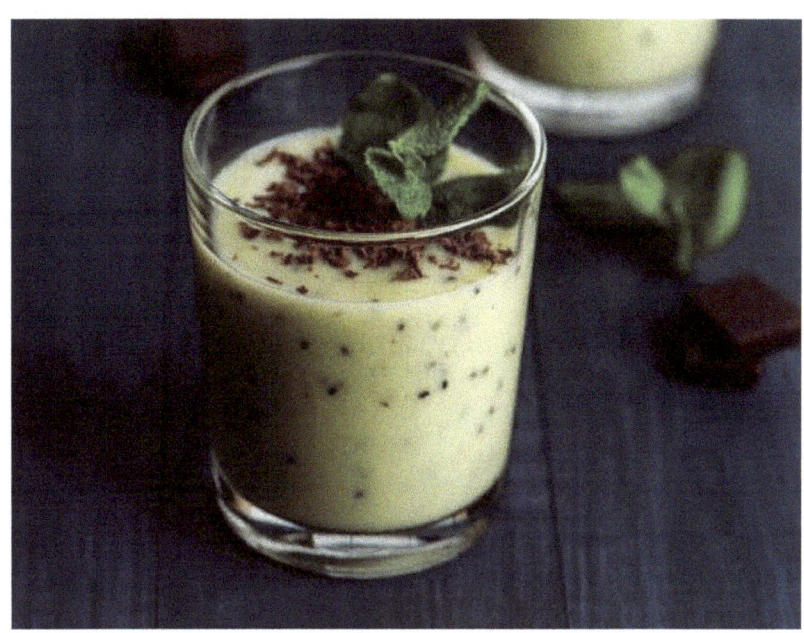

עושה: 1

- ½ כוס תה נענע מבושל, מקורר במקרר
- ½ כוס חלב שקדים לא ממותק
- 2 כוסות תרד, שטוף היטב
- 2 כפיות אבקת קקאו לא ממותק
- 1 כפית סירופ מייפל טהור
- 1 כפית זרעי פשתן

הוראות

a) מערבבים את כל החומרים בבלנדר ומטגנים עד לקבלת מרקם חלק.

10. שייק קפה

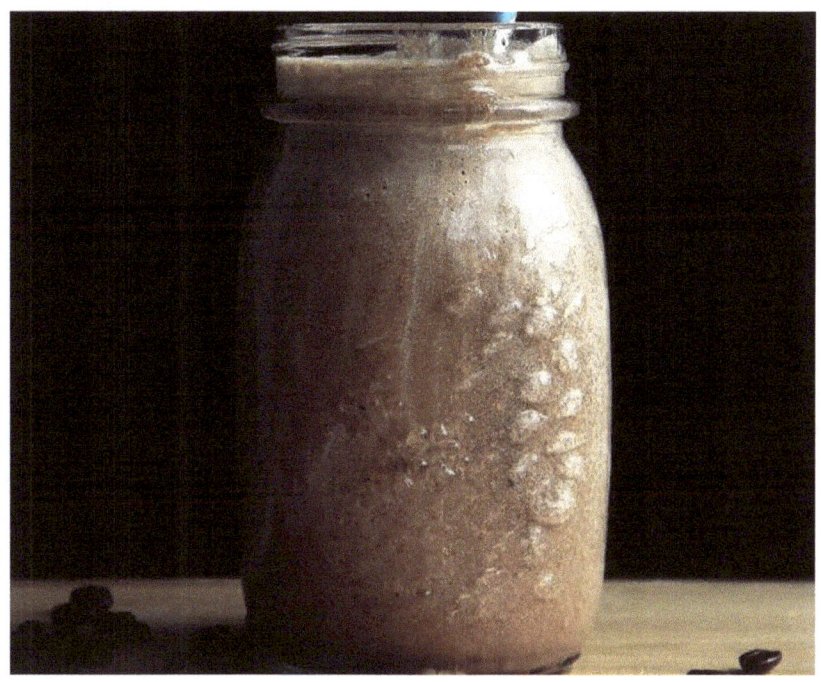

עושה: 1

½ כוס קפה מבושל
½ חלב קנבוס
½ בננה בוסר, קפואה (לא חובה)
2 כפיות זרעי צ'יה
1 כפית שמן קוקוס
1 כפית אבקת קקאו לא ממותק
½ כפית תמצית וניל טהורה
חופן קוביות קרח

הוראות
תנו לקפה להתקרר במקרר - או השתמשו בקפה מבושל קר. מערבבים את
כל החומרים בבלנדר ומטגנים עד לקבלת מרקם חלק.

11. שייק פפאיה

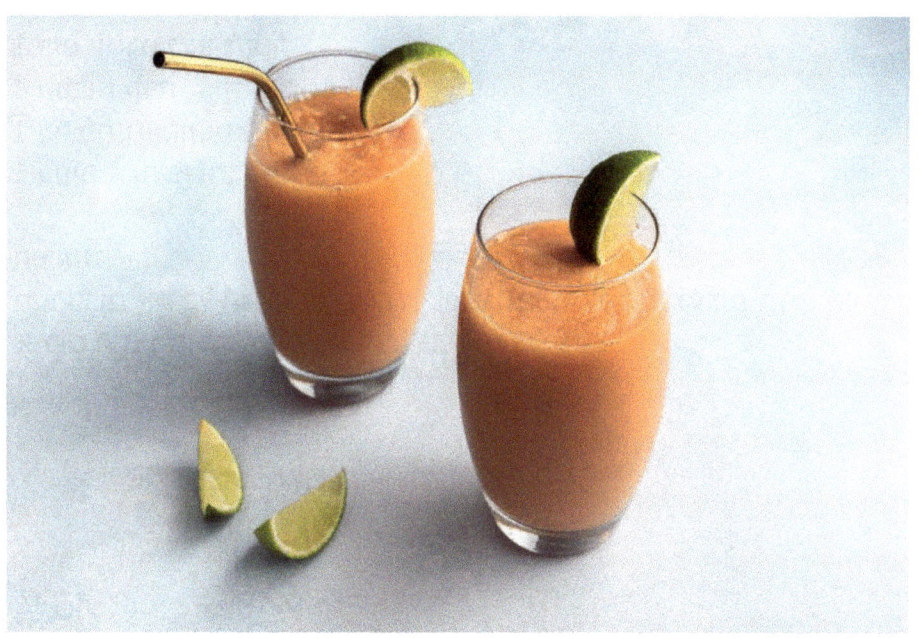

עושה: 1

½ כוס נתחי פפאיה
1 כוס יוגורט ללא לקטוז
4 קוביות קרח
1 כף פתיתי קוקוס לא ממותקים
1 כפית זרעי פשתן טחונים

הוראות
מערבבים את כל החומרים בבלנדר ומטגנים עד לקבלת מרקם חלק. הוסף עד
½ כוס מים כדי לדלל, במידת הצורך.

12. <u>סומסום היפתח</u>

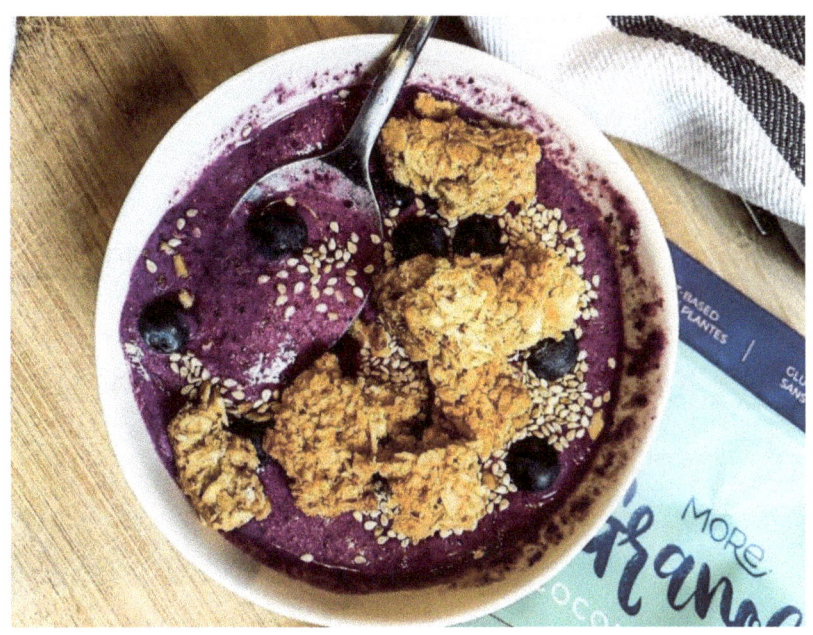

עושה: 1

½ כוס חלב שיבולת שועל או חלב אחר ללא לקטוז
½ כוס מים
1 גזר, קצוץ גס
½ כוס בטטה מבושלת
1 כף טחינה
1 כף זרעי קנבוס
½ כפית קינמון טחון

הוראות
מערבבים את כל החומרים בבלנדר ומטגנים עד לקבלת מרקם חלק.

13. קוקוס ליים

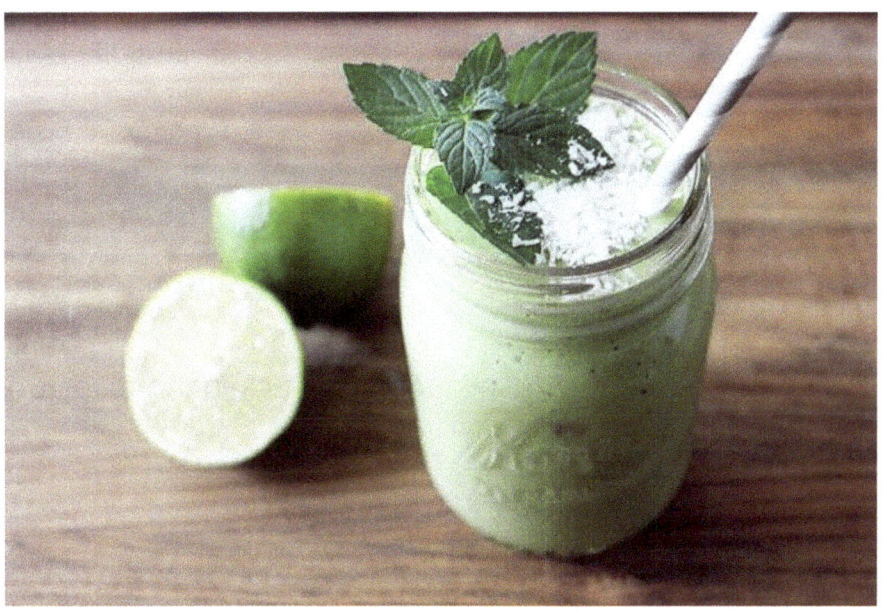

עושה: 1

½ כוס קוקוס טרי
½ כוס מי קוקוס
1 כוס מים
1 כוס תרד, שטוף היטב
4 קוביות קרח
חתיכה אחת של חצי אינץ' ג'ינג'ר מקולף
½ כפית מיץ ליים טרי

הוראות
מערבבים את כל החומרים בבלנדר ומטגנים עד לקבלת מרקם חלק.

14. שייק במון

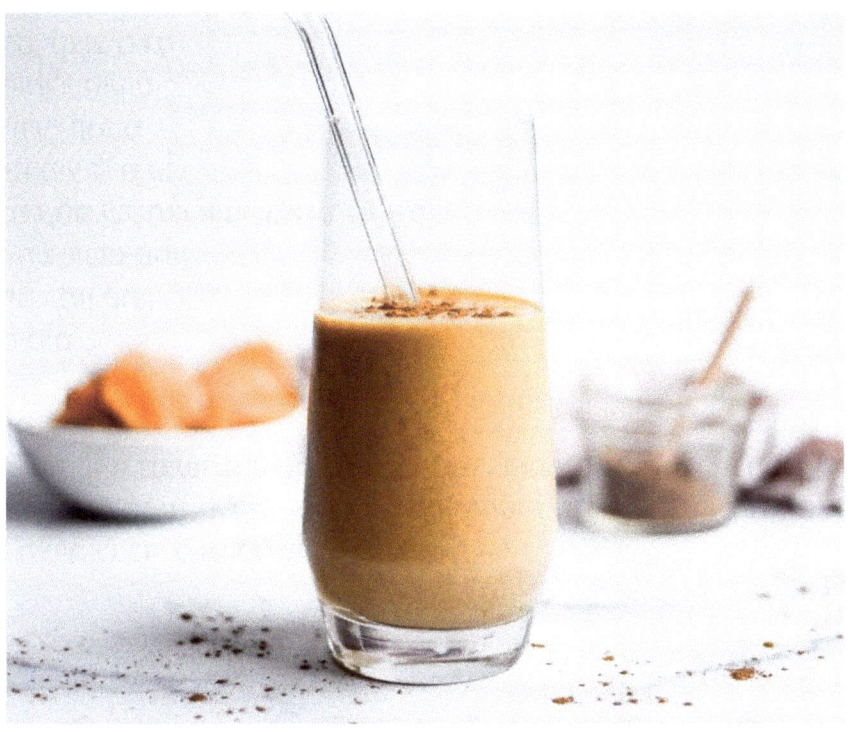

עושה: 1 עד 2

½ כוס נתחי בטטה
2 גזרים, קצוצים גס
½ כוס חלב קוקוס
1 כף זרעי קנבוס
1 כפית מיץ ליים טרי
חתיכה אחת של חצי אינץ' ג'ינג'ר מקולף
¼ כפית כורכום טחון
מפזרים כמון טחון
½ כוס מים

הוראות

מבשלים בטטה מבעוד מועד, אם רוצים. מערבבים את כל המרכיבים בבלנדר חזק וטוחנים למחית חלקה. אולי כדאי להוסיף את המים אחרון ולהתאים את כמות השימוש כדי להגיע לסמיכות הרצויה.

15. צלצל בשייק הפעמון

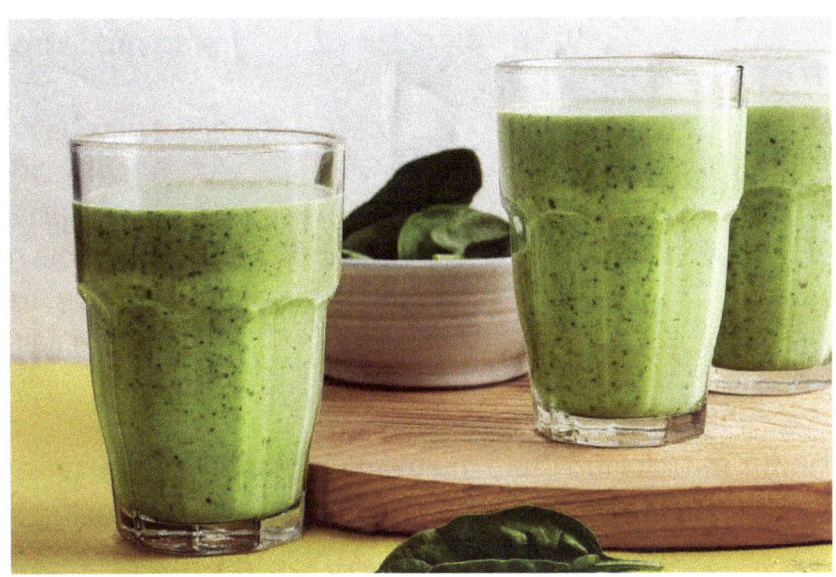

עושה: 1 עד 2

¼ כוס נתחי בטטה
¼ כוס נתחי דלעת חמאה
½ כוס מים
¼ כוס פלפל אדום זרע ופרוס
¼ כוס חלב קוקוס
¼ כוס ברוקולי
2 כפיות שמן זית
1 כף זרעי פשתן או זרעי דלעת
¼ כפית כורכום טחון

הוראות

מבשלים את הבטטה ודלעת החמאה מבעוד מועד. מערבבים את החומרים בבלנדר חזק ומטגנים עד לקבלת תערובת חלקה. אולי כדאי להוסיף את המים אחרון ולהתאים את כמות השימוש כדי להגיע לסמיכות הרצויה.

16. שייק תיקון הכרוב

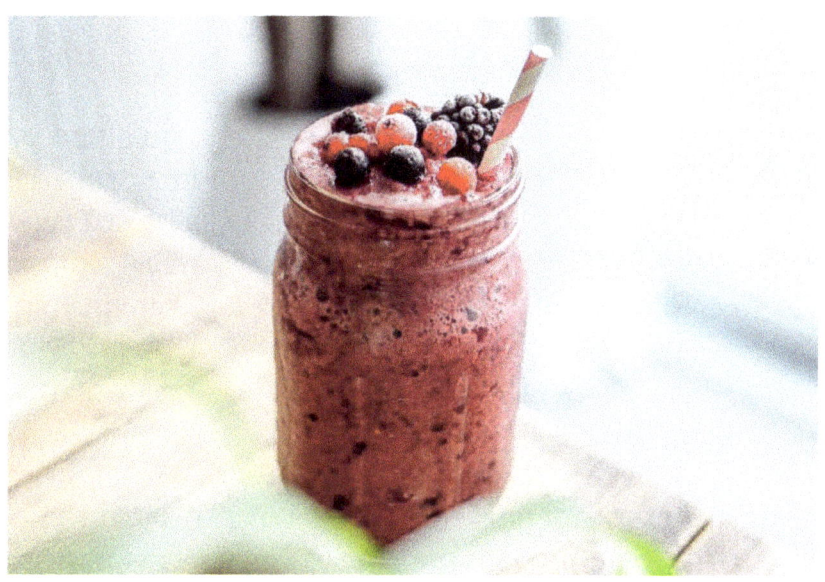

עושה: 1 עד 2

¼ כוס מים
½ מלפפון
½ עגבנייה
½ כוס מיץ תפוזים טרי
⅛ ראש כרוב אדום בינוני
חלק ירוק של 1 בצל ירוק, קצוץ
1 כף בזיליקום טרי קצוץ
1 כפית חומץ תפוחים
½ כפית מיץ לימון טרי
מפזרים מלח ופלפל

הוראות

שלבו את כל המרכיבים בבלנדר בעל עוצמה גבוהה ותנו לקסם לקרות. ייתכן שיהיה עליך לערבב את זה בשלבים אם כל המרכיבים לא מתאימים בהתחלה. הכרוב, למשל, יכול לתפוס מקום נוסף לפני שהוא מרוכך.

17. ברקו-קאדו מתוק

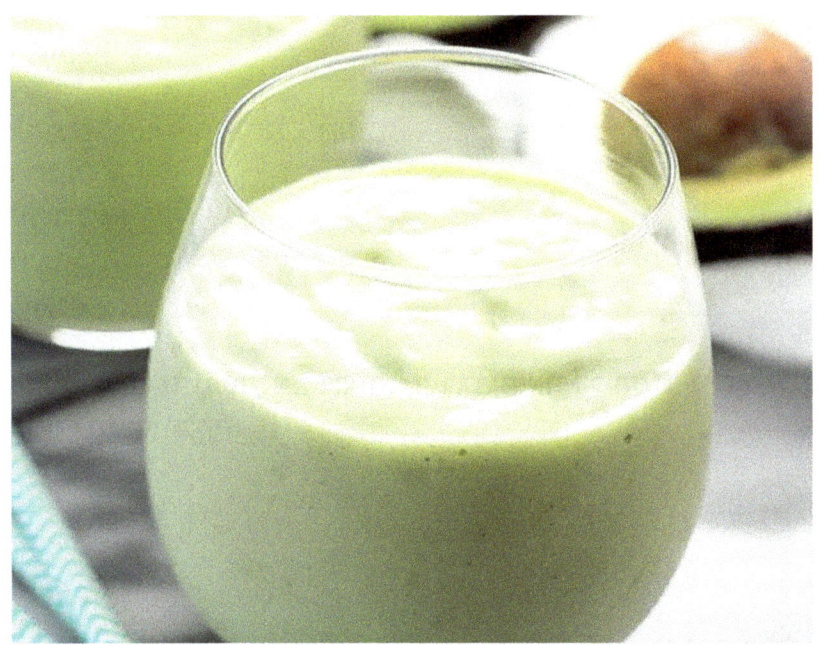

עושה: 1 עד 2

½ כוס נתחי בטטה
½ כוס מי קוקוס
½ כוס מים
חתיכה אחת של חצי אינץ' ג'ינג'ר מקולף
4 פרחי ברוקולי
¼ תפוז טבור בינוני, קלוף
⅛ אבוקדו

הוראות
מבשלים בטטה מבעוד מועד, אם רוצים. מערבבים את כל המרכיבים בבלנדר
חזק וטוחנים למחית חלקה.

קרמ

18. <u>מרק עוף</u>

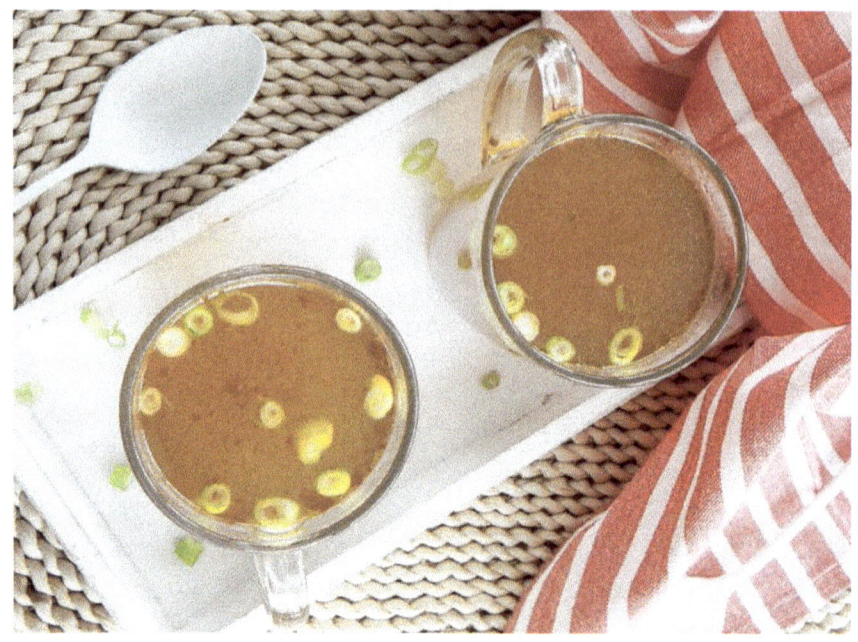

מכין בערך 6 מנות

בערך 8 כוסות מים
2 כפות שמן מושבע בשום
½ כוס בצל ירוק, חלק ירוק בלבד
1 עוף חתוך לחתיכות
2 גזרים, קצוצים גס
2 פרסניפס, קצוצים גס
1 גבעול סלרי, קצוץ גס
½ כפית מלח
5 גרגירי פלפל

הוראות
מוסיפים לסיר גדול את השמן המושרה בשום ומטגנים את הבצלים על אש בינונית במשך 2 עד 3 דקות. מוסיפים את המים ושאר החומרים ומבשלים על אש בינונית-גבוהה. לאחר שהמים רותחים, מכסים את הסיר ומנמיכים את האש לרתיחה נמוכה. לאחר 30 דקות, מוציאים את העוף וחותכים את הבשר, אותו ניתן לשמור לשימוש אחר (למשל, הכנת סלט עוף). מחזירים את העצמות לסיר וממשיכים להרתיח עוד חצי שעה עד שעתיים וחצי או עד לקבלת טעם. כשמסתיים, מסירים את העצמות והירקות. יוצקים את המרק לתוך מיכל לאחסון אם אינך משתמש בו מיד. אתה יכול להחליק מהשכבה העליונה אם אתה רואה כזו. אם מקררים את המרק, תעלה על פני השטח שכבת שומן שתוכלו להרחיק ממנה לפני השימוש. אתה יכול להשתמש במרק הזה למגוון מטרות, כולל ללגום לבד!

19. מרק עוף בסיסי פיקנטי

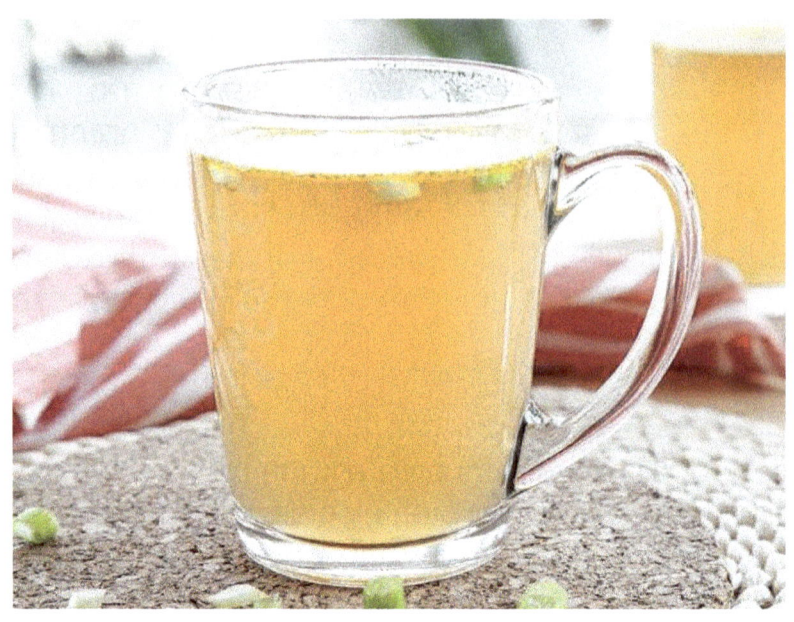

מכין בערך 6 מנות

בערך 8 כוסות מים
2 קילו עצמות עוף
חתיכה אחת של ג'ינג'ר קלוף בגודל 1 אינץ', חתוכה לפרוסות
2 גזרים, קצוצים גס
1 גבעול סלרי, קצוץ גס
½ כפית מלח

הוראות

מחממים את המים בסיר גדול על אש בינונית-גבוהה. מוסיפים את כל
החומרים ומביאים לרתיחה. לאחר שהמים רותחים, מכסים את הסיר
ומנמיכים את האש לרתיחה נמוכה ומבשלים במשך 1½ עד 2½ שעות או עד
לקבלת טעם. כשמסתיים, מוציאים וזורקים את העצמות והירקות. יוצקים את
המרק לתוך מיכל לאחסון אם אינך משתמש בו מיד. אתה יכול להחליק
מהשכבה העליונה אם אתה רואה כזו. אם מקררים את המרק, תעלה על פני
השטח שכבת שומן שתוכלו להרחיק ממנה לפני השימוש. אתה יכול
להשתמש במרק הזה למגוון מטרות, כולל ללגום לבד!

47

20. מרק ללגום אחר הצהריים

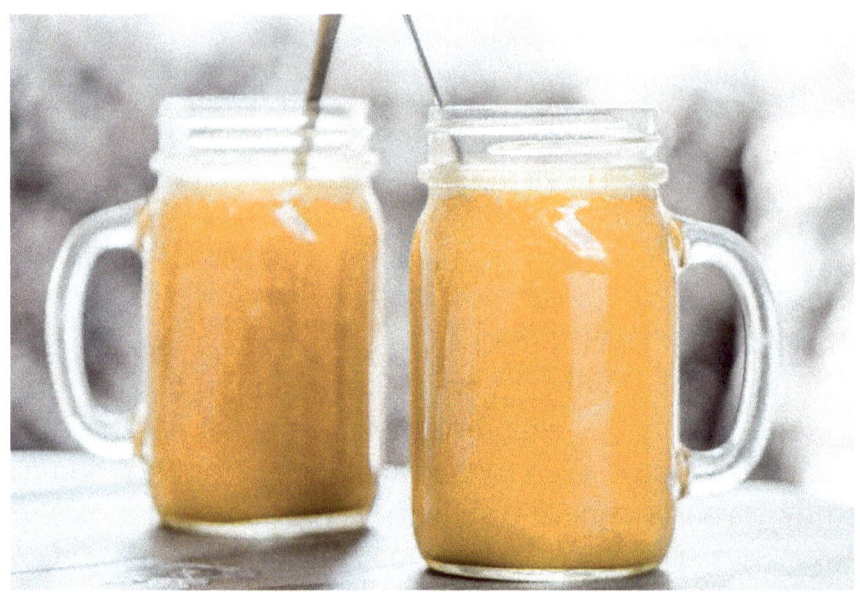

עושה: 1

- 1 כוס מרק עוף
- 1 אונקיה מיץ גזר
- 1 כפית חומץ תפוחים
- ¼ כפית כורכום טחון
- ⅛ כפית מלח ים

הוראות

a) מניחים את מרק העוף בסיר קטן ומחממים על אש בינונית.

b) מוסיפים את כל שאר החומרים ומערבבים לאיחוד. מגישים חם.

21. <u>מרק ללגימה בהשראה תאילנדית</u>

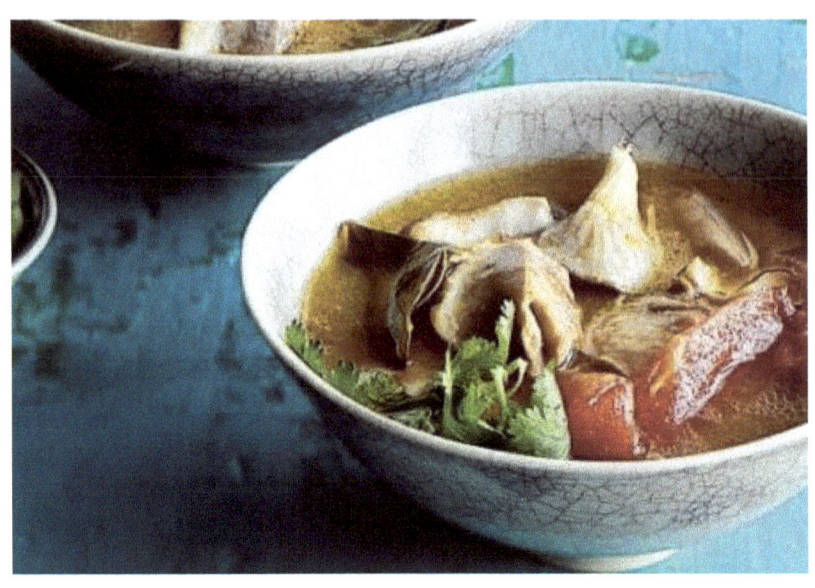

עושה: 1

- 1 כוס מרק עוף
- 2 אונקיות חלב קוקוס משומר
- 1 כפית מיץ ליים טרי
- ½ כפית אבקת קארי

הוראות

a) מניחים את מרק העוף בסיר קטן ומחממים על אש בינונית.

b) מוסיפים את כל שאר החומרים ומערבבים לאיחוד.

c) נותנים להתבשל כ-5 דקות. מגישים חם.

22. מרק חדורי ג'ינג'ר

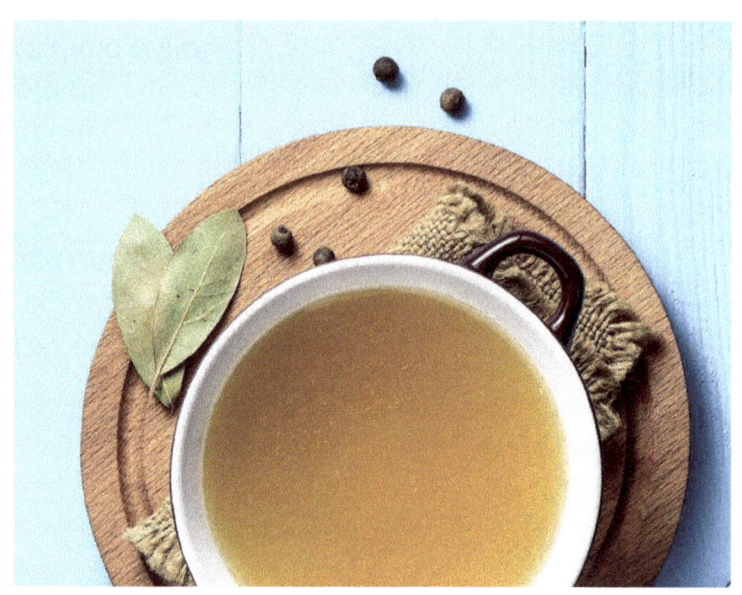

עושה: 1

- 1 כוס מרק עוף
- 2 אונקיות חלב קוקוס משומר
- 1 כפית מיץ ג'ינג'ר

הוראות

a) מניחים את מרק העוף בסיר קטן ומחממים על אש בינונית.

b) מוסיפים את כל שאר החומרים ומערבבים לאיחוד.

c) נותנים להתבשל כ-5 דקות. מגישים חם.

23. מרק ירקות פשוט

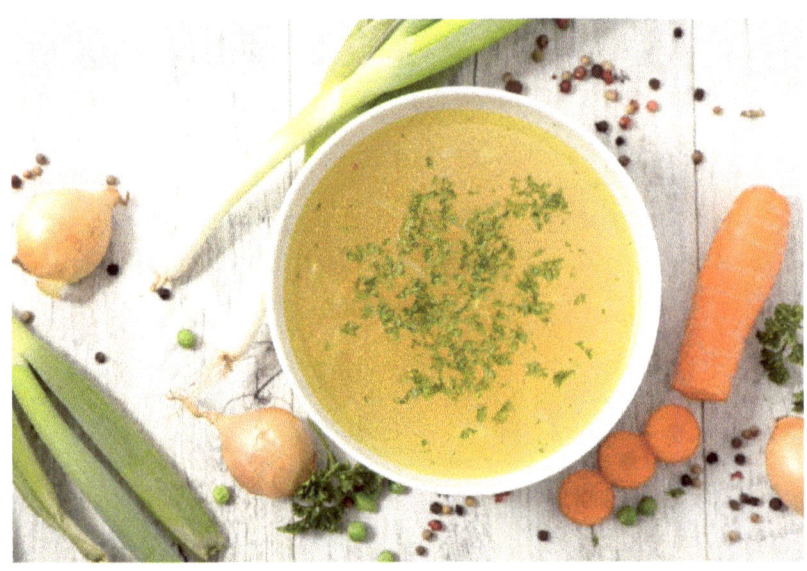

מכין בערך 6 מנות

בערך 8 כוסות מים
1 אוזן תירס
½ כוס בצל ירוק, חלק ירוק בלבד
חצי כוס כרישה, חלק ירוק בלבד
2 גזרים, קצוצים גס
2 פרסניפס, קצוצים גס
1 גבעול סלרי בינוני
1 עלה דפנה
½ כפית מלח
¼ כפית פלפל שחור גרוס טרי
1 כף שמן מושבע בשום

הוראות

מוסיפים לסיר גדול את השמן המושרה בשום ומאדים את בצל ירוק וירקות
הכרישה על אש בינונית במשך 2 עד 3 דקות. מוסיפים את המים ושאר
החומרים ומבשלים על אש בינונית-גבוהה. לאחר שהמים רותחים, מכסים
את הסיר ומנמיכים את האש לרתיחה נמוכה. מבשלים 1½ עד 2½ שעות או
עד לקבלת טעם. כשמסתיים, מוציאים את הירקות. יוצקים את המרק לתוך
מיכל לאחסון אם אינך משתמש בו מיד. לא תהיה שכבה להסיר כמו במרקי
העוף והבקר.

24. מרק ירקות מיסו

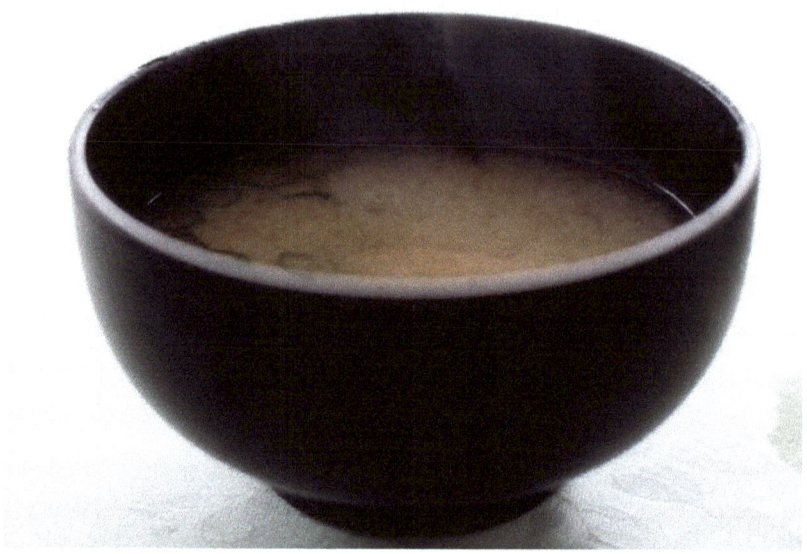

עושה: 1

- 1 כוס מרק ירקות
- 2 יריעות אצות נורי, פרוסות דק
- 2 כפיות מיסו

הוראות

a) מניחים את מרק הירקות בסיר קטן ומחממים על אש בינונית.

b) מוסיפים את הנורי ומבשלים כ-5 דקות.

c) מסירים מהאש ומערבבים פנימה את המיסו.

d) מגישים חם.

25. מרק ירקות ללגום מלוח

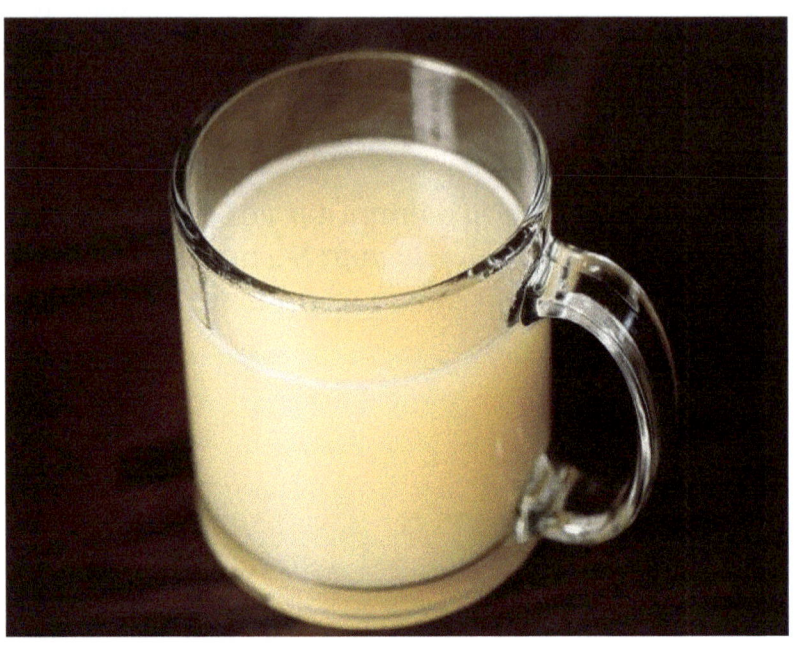

עושה: 1

- 1 כוס מרק ירקות
- ¼ כוס פטריות צדפה
- 1 כפית שמן שומשום קלוי

הוראות

a) מניחים את מרק הירקות בסיר קטן ומחממים על אש בינונית.

b) מוסיפים את שאר החומרים ומערבבים לאיחוד.

c) נותנים להתבשל כ-5 דקות.

d) מגישים חם.

e) אפשר להוציא את הפטריות ולשמור לשימוש אחר או להשאירן ולהנות כמרק.

26. מרק עצמות בקר

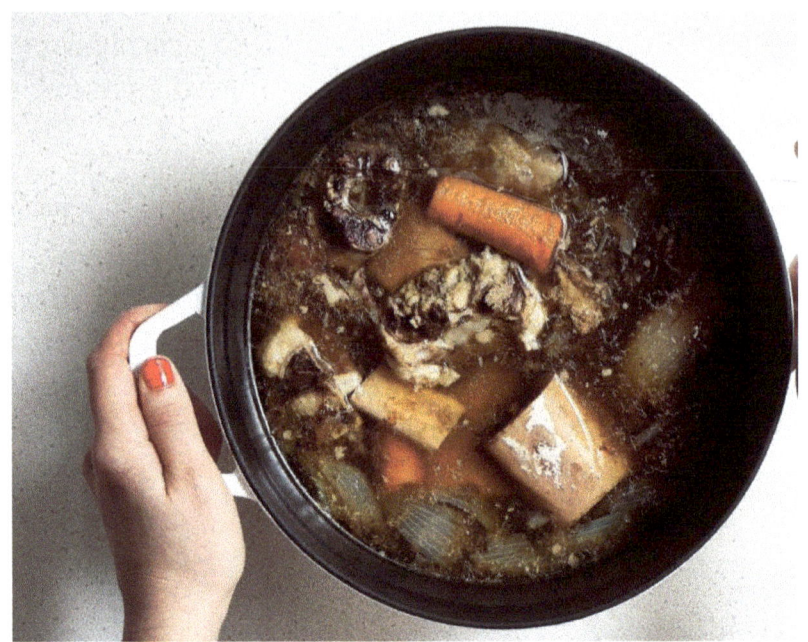

מכין בערך 6 מנות

8 כוסות מים
2 פאונד עצמות בקר
2 גזרים, קצוצים גס
1 גבעול סלרי, קצוץ גס
1 פרסניפ, קצוץ גס
2 עלי דפנה
½ כפית מלח
5 גרגירי פלפל

הוראות

מחממים את המים בסיר גדול על אש בינונית-גבוהה. מוסיפים את כל שאר החומרים ומביאים לרתיחה. לאחר שהמים רותחים, מכסים את הסיר ומנמיכים את האש לרתיחה נמוכה. מבשלים כ-2 שעות. הסר את השכבה העליונה אם אתה רואה כזו. מוציאים וזורקים את העצמות והירקות, מצננים ומאחסנים במקרר. המרק יישמר במקרר כ-3 ימים, או במקפיא למשך 6 חודשים. אם מקררים, תעלה למשטח שכבת שומן שתוכלו להרחיק ממנה לפני השימוש. אתה יכול להשתמש במרק הזה למגוון מטרות, כולל ללגום לבד!

27. מרק עצם ללגימה משודרג

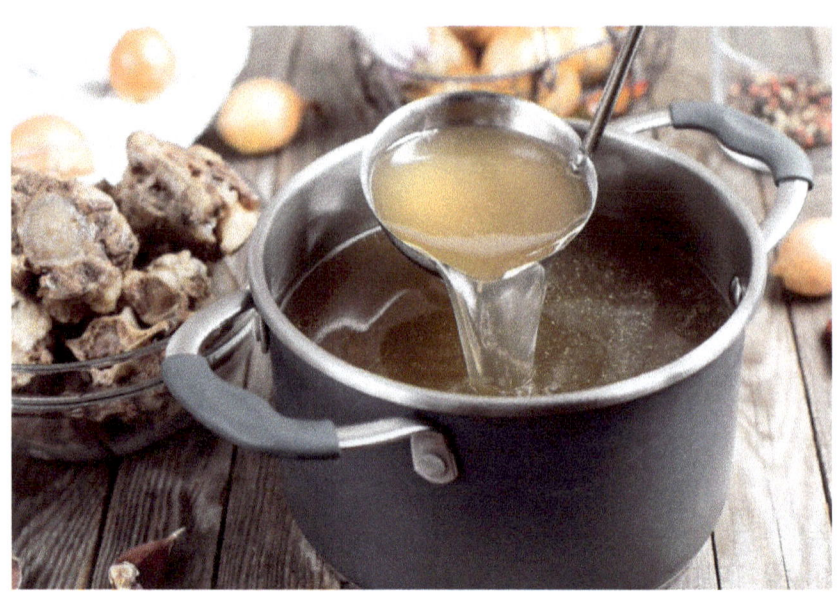

עושה: 1

- 1 כוס מרק עצמות
- 2 אונקיות חלב קוקוס
- ¼ כפית בורכום טחון
- 1 כפית מיץ ג'ינג'ר
- ½ כפית מיץ ליים טרי
- ¼ כפית קינמון טחון
- ¼ כפית הל טחון
- קורט פלפל קאיין
- קורט מלח

הוראות

a) מניחים את מרק העצמות בסיר קטן ומחממים על אש בינונית.

b) מוסיפים את כל שאר החומרים ומערבבים לאיחוד. מגישים חם.

מיצים

28. <u>שמור על זה ירוק</u>

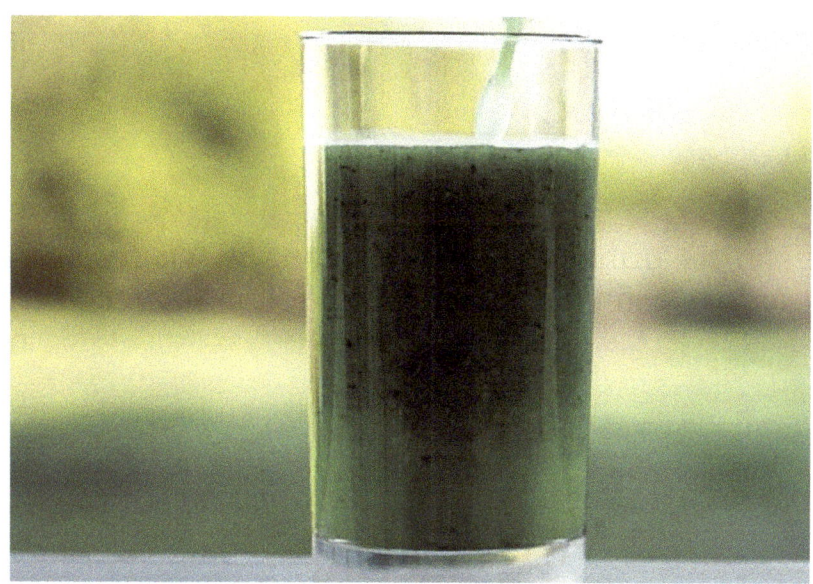

עושה: 1

2 עלי קייל
1 מלפפון
½ ליים
1 גבעול שומר

הוראות

שוטפים ומייבשים את כל המרכיבים. מקלפים או חותכים את הקליפה מהליים. שמים את כל המרכיבים במסחטה. שופכים את המיץ דרך מסננת, אם רוצים.

29. מרי מתוקה

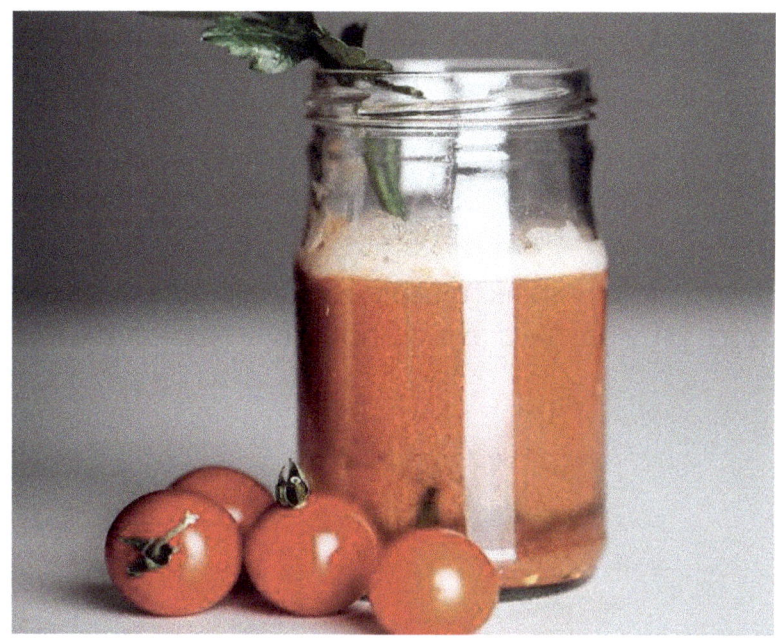

עושה: 1

1 עגבנייה בינונית או ½ כוס מיץ עגבניות
3 גזרים או חצי כוס מיץ גזר
¼ גבעול סלרי
¼ לימון
פטרוזיליה, לקישוט (לא חובה)

הוראות
שוטפים ומייבשים את כל המרכיבים. מקלפים או חותכים את הקליפה מהלימון. שמים את כל המרכיבים במסחטה. יוצקים את המיץ דרך מסננת ומקשטים בפטרוזיליה, אם רוצים.

30. תן לי סלק

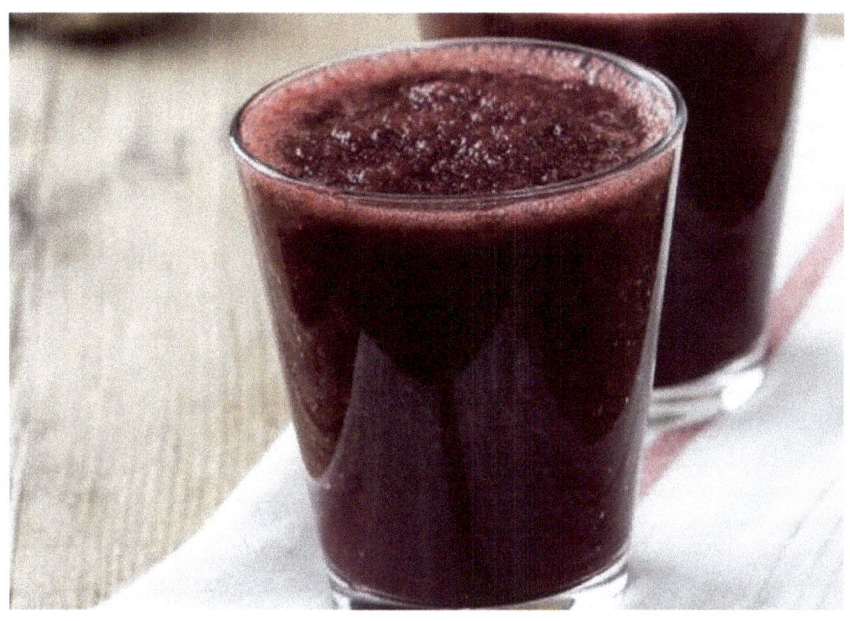

עושה: 1

1½ גזר
½ תפוז
⅓ כוס סלק
ג'ינג'ר מקולף חתיכת חצי אינץ' (לא חובה)

הוראות
שוטפים ומייבשים את כל המרכיבים. מקלפים או חותכים את הקליפה מהתפוז. שמים את כל המרכיבים במסחטה. שופכים את המיץ דרך מסננת, אם רוצים.

31. סטרוברי ליין

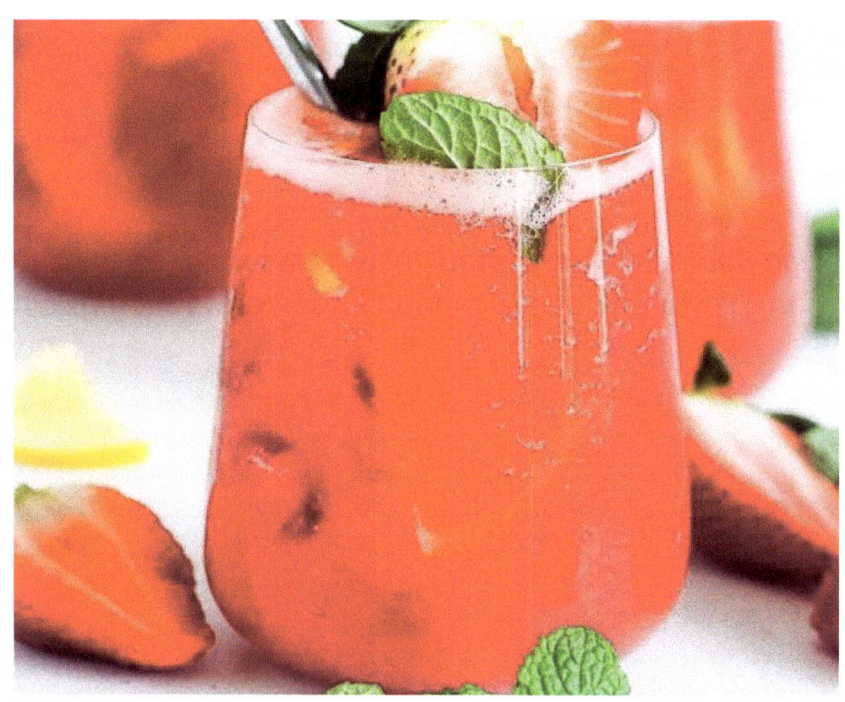

עושה: 1

4 תותים, קלופים
⅓ כוס סלק
½ לימון
חתיכה אחת של חצי אינץ' ג'ינג'ר מקולף

הוראות

שוטפים ומייבשים את כל המרכיבים. מקלפים או חותכים את הקליפה
מהלימון. שמים את כל המרכיבים במסחטה. שופכים את המיץ דרך מסננת,
אם רוצים.

32. איסוף ליים

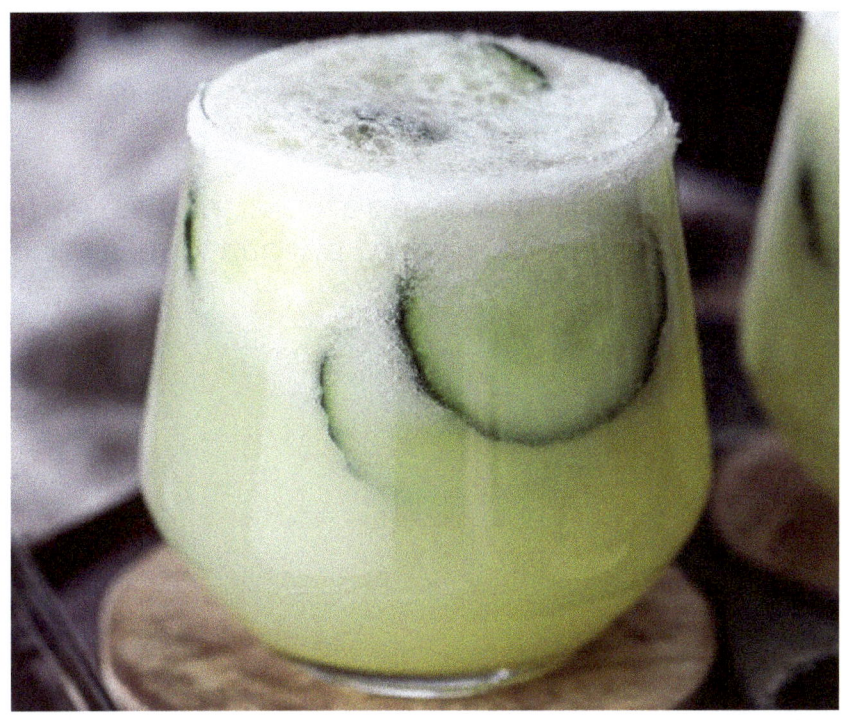

עושה: 1

⅓ כוס סלק
1 מלפפון
¾ ליים

הוראות

שוטפים ומייבשים את כל המרכיבים. מקלפים או חותכים את הקליפה מהליים. שמים את כל המרכיבים במסחטה. שופכים את המיץ דרך מסננת, אם רוצים.

33. בועט בריאות

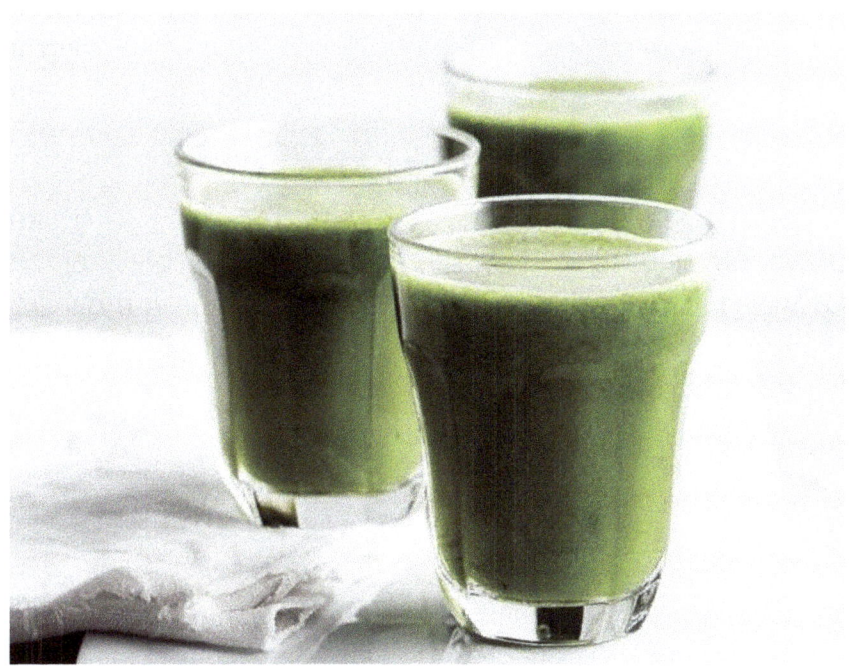

עושה: 1

3 גזרים או חצי כוס מיץ גזר
½ צרור קייל
¼ לימון
חתיכה אחת של חצי אינץ' ג'ינג'ר מקולף

הוראות

שוטפים ומייבשים את כל המרכיבים. מקלפים או חותכים את הקליפה
מהלימון. שמים את כל המרכיבים במסחטה. שופכים את המיץ דרך מסננת,
אם רוצים.

.34 מיץ תפוזים סודי

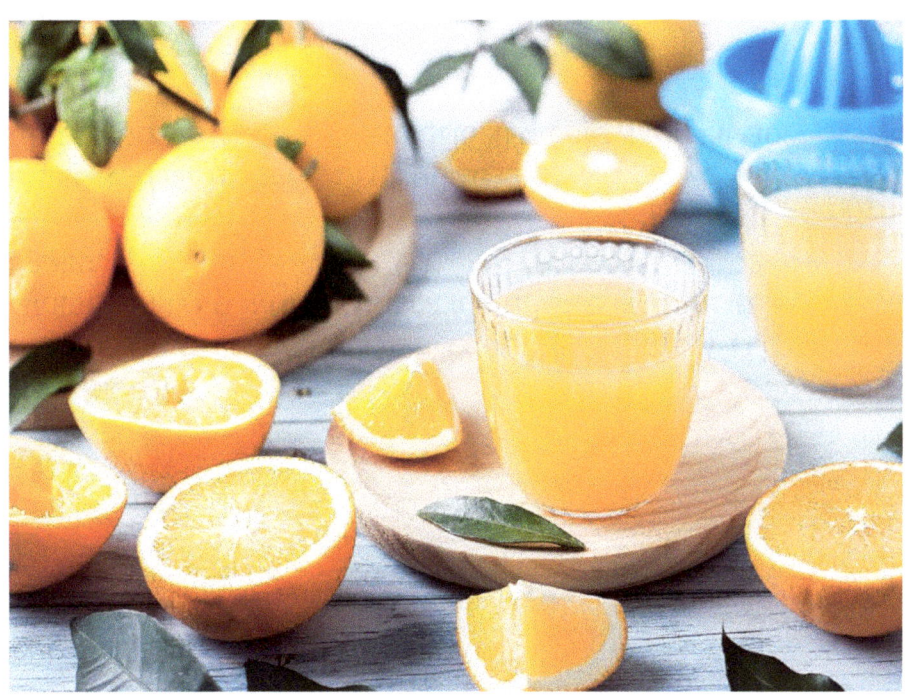

עושה: 1

2 גזרים
½ כוס אננס
½ לימון
חתיכה אחת של חצי אינץ' כורכום קלוף או ¼ כפית אבקת כורכום
חתיכה אחת של חצי אינץ' ג'ינג'ר מקולף

הוראות

שוטפים ומייבשים את כל המרכיבים. מקלפים או חותכים את הקליפה
מהלימון. שמים את כל המרכיבים במסחטה. יוצקים מיץ דרך מסננת אם
רוצים. תהנה!

35. מרווה צימאון סלק

The picture can't be displayed.

עושה: 1

⅓ כוס סלק
¾ מלפפון
1 צרור קייל
¼ לימון

הוראות

שוטפים ומייבשים את כל המרכיבים. מקלפים או חותכים את הקליפה מהלימון. שמים את כל המרכיבים במסחטה. שופכים את המיץ דרך מסננת, אם רוצים.

36. ראש גזר

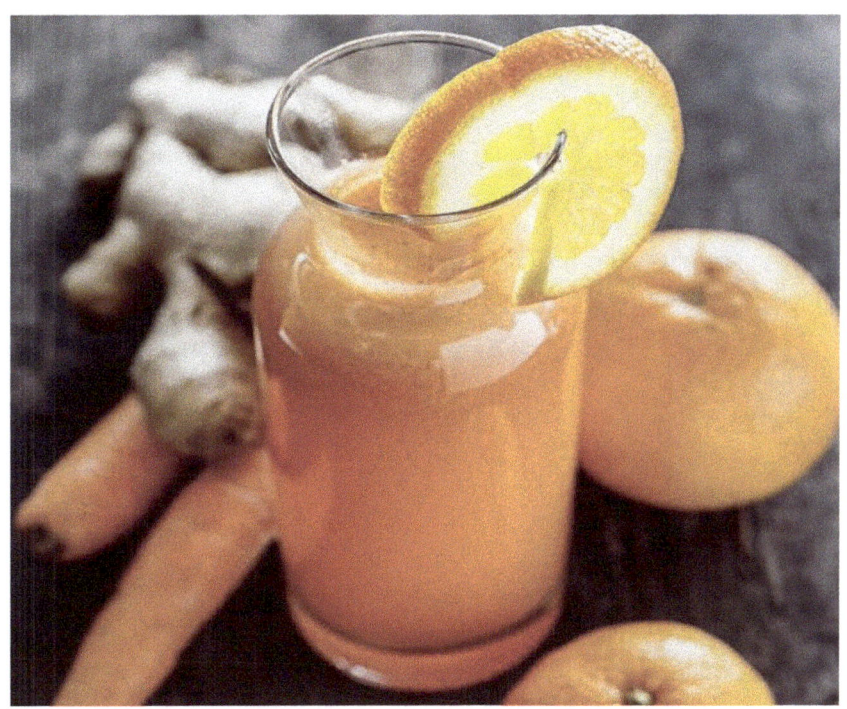

עושה: 1

½ כוס מיץ גזר (מ-4 גזרים בערך)
½ תפוז
¼ ליים
חתיכה אחת של חצי אינץ' ג'ינג'ר מקולף

הוראות

שוטפים ומייבשים את כל המרכיבים. מקלפים או חותכים את הקליפה
מהליים והתפוז. שמים את כל המרכיבים במסחטה. שופכים את המיץ דרך
מסננת, אם רוצים. תהנה!

37. פונץ' תרד פופאי

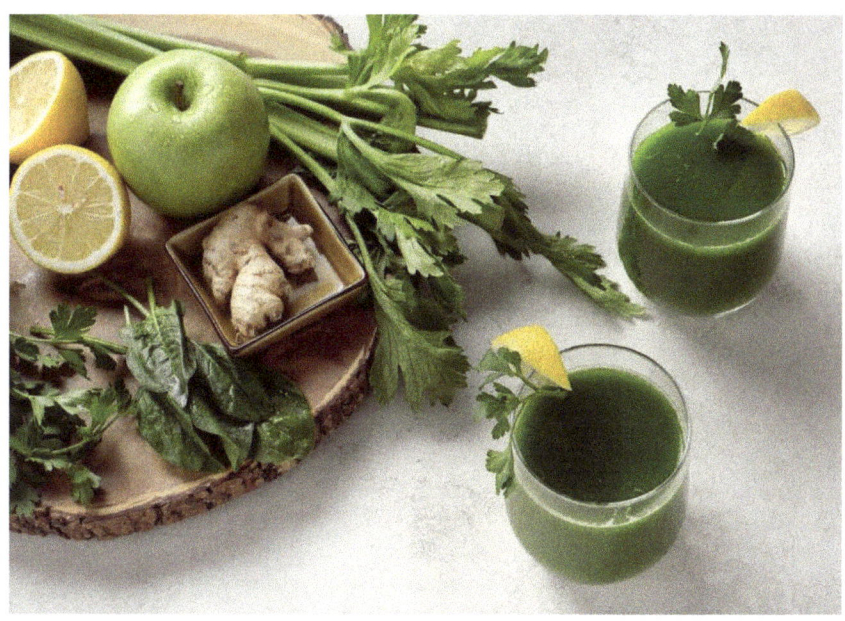

עושה: 1

2 כוסות תרד, שטוף היטב
½ תפוז
¼ לימון
חתיכה אחת של ג'ינג'ר מקולף בגודל ¼ אינץ'

הוראות

שוטפים ומייבשים את כל המרכיבים. מקלפים או חותכים את הקליפה
מהתפוז והלימון. שמים את כל המרכיבים במסחטה. שופכים את המיץ דרך
מסננת, אם רוצים. תהנה!

38. רמז למיץ מנטה

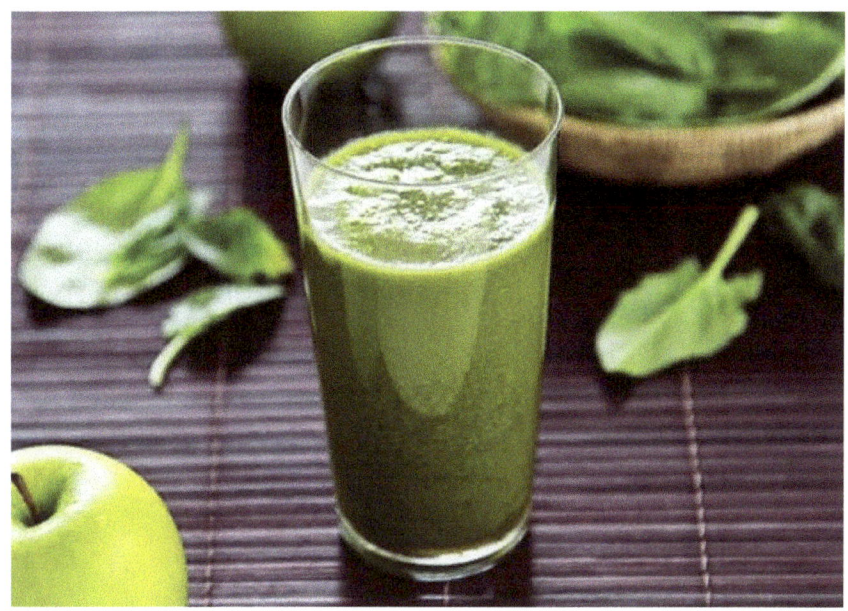

עושה: 1

1 כוס קייל ארוז
1 כוס תרד ארוז, שטוף היטב
¾ מלפפון
2 כפות נענע טרייה קצוצה

הוראות

שוטפים ומייבשים את כל המרכיבים. שמים את כל המרכיבים במסחטה. שופכים את המיץ דרך מסננת, אם רוצים. תהנה!

39. סוד ספייס

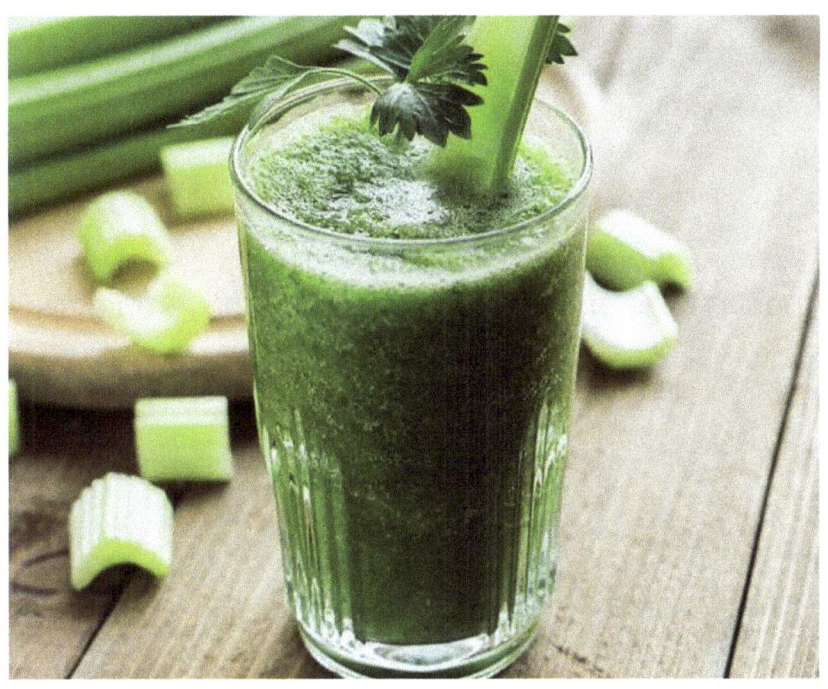

עושה: 1

¾ מלפפון
1 כוס גרגיר נחלים ארוז
¼ גבעול סלרי
¼ לימון

הוראות

שוטפים ומייבשים את כל המרכיבים. מקלפים או חותכים את הקליפה מהלימון. שמים את כל המרכיבים במסחטה. שופכים את המיץ דרך מסננת, אם רוצים. תהנה!

Juice Around Town .40

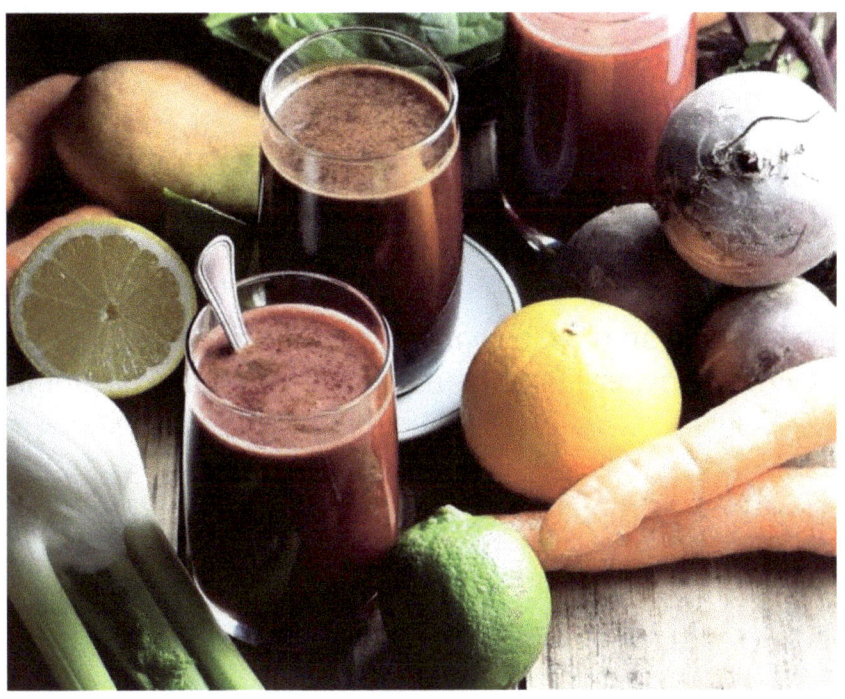

עושה: 1

⅓ כוס סלק
2 גזרים
½ מלפפון
1 כוס תרד, שטוף היטב
½ תפוז
¼ לימון

הוראות

שוטפים ומייבשים את כל המרכיבים. מקלפים או חותכים את הקליפה מהתפוז והלימון. שמים את כל המרכיבים במסחטה. שופכים את המיץ דרך מסננת, אם רוצים. תהנה!

חם ומרגיעמַשׂקָאוֹת

Golden Milk Latte .41

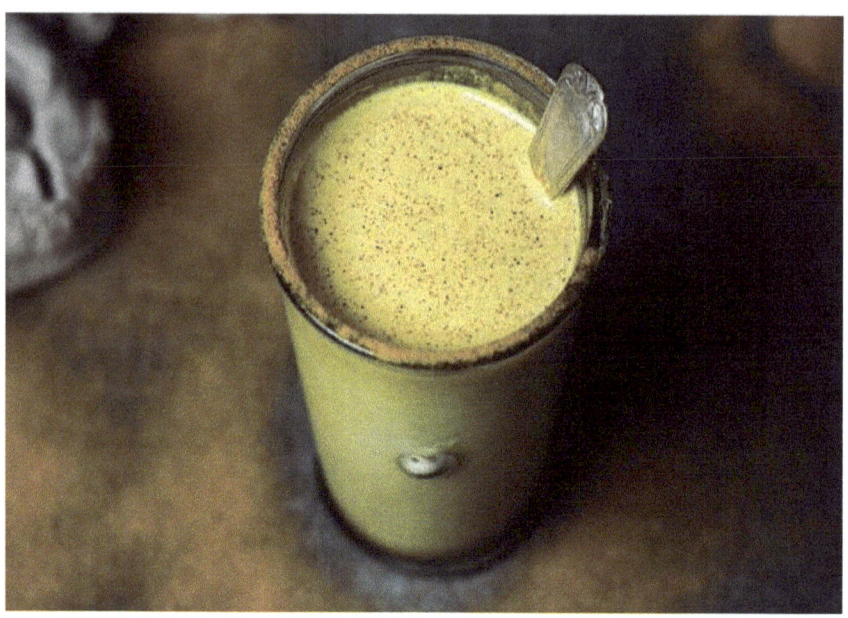

עושה: 1

1½ כוסות חלב שקדים
1 כף שמן קוקוס
1 כף סירופ מייפל טהור
1 כפית כורכום טחון
½ כפית קינמון טחון או 1 מקל קינמון
חתיכה אחת של ג'ינג'ר מקולף בגודל 1 אינץ'

הוראות

מחממים את חלב השקדים לרתיחה בסיר קטן על אש בינונית; לא לתת לרתיחה. מוסיפים את כל שאר החומרים ומבשלים תוך ערבוב כ-2 דקות. הסר את הג'ינג'ר.

42. שוקו חם מנטה

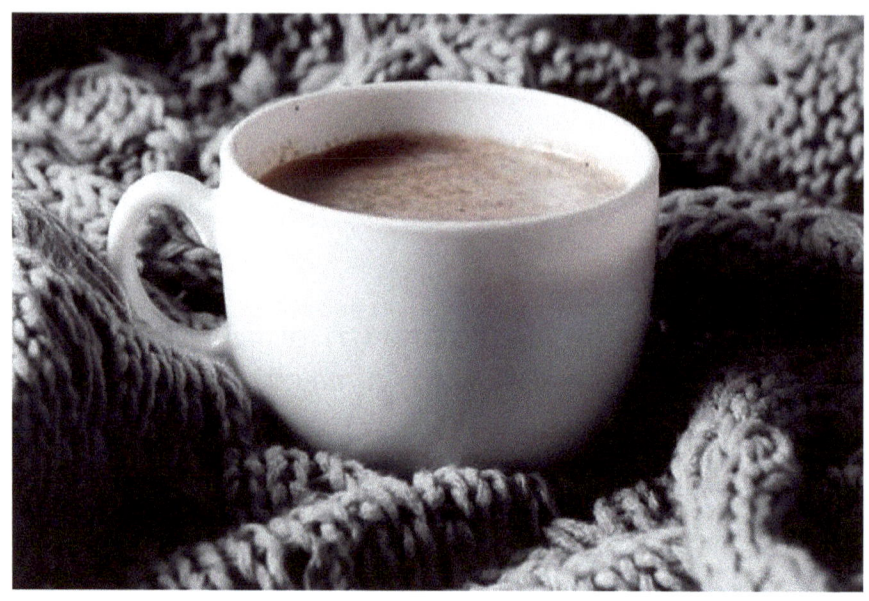

עושה: 1

1 כוס חלב שקדים או חלב אחר ללא לקטוז (או ½ כוס חלב קוקוס וחצי כוס חלב נקי שקדים או אחר ללא לקטוז)
¼ כפית תמצית מנטה
2 כפיות גדושות אבקת קקאו לא ממותק

הוראות

מחממים את החלב בסיר קטן על אש נמוכה או במכונה להקצפה חלב. מוסיפים את אבקת הקקאו ותמצית הנענע ומערבבים לאיחוד. לא לתת לרתיחה.

43. מאצ'ה לאטה אגוזי

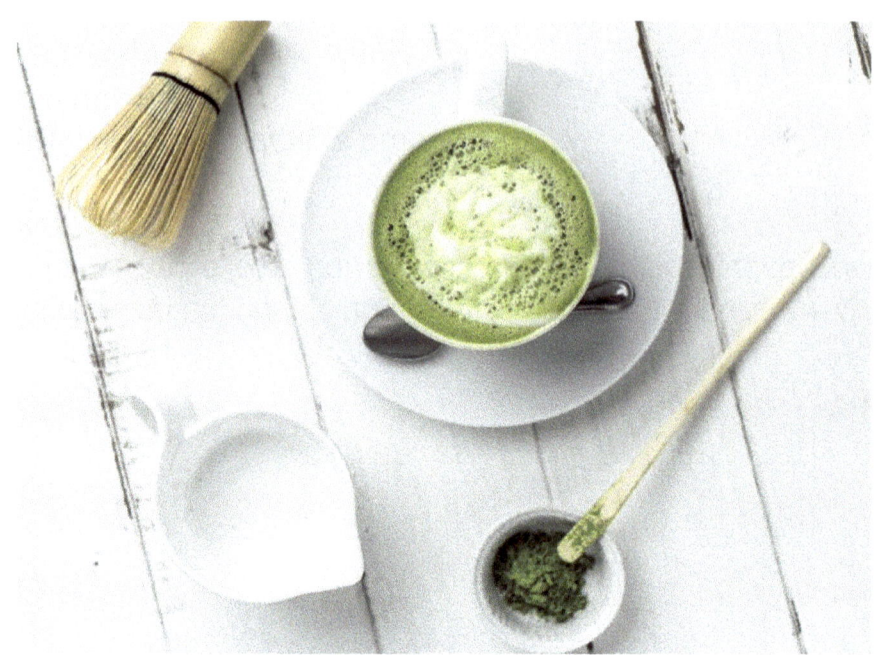

עושה: 1

- 1 כוס חלב שקדים או חלב אחר ללא לקטוז
- 1 כפית אבקת מאצ'ה
- ½ כפית שמן קוקוס
- ⅛ כפית תמצית שקדים

הוראות

a) מחממים את החלב בסיר קטן על אש נמוכה או במכונה להקצפה חלב.

b) מוסיפים את אבקת המאצ'ה, שמן הקוקוס ותמצית השקדים ומקציפים לאיחוד.

44. צ'אי לאטה

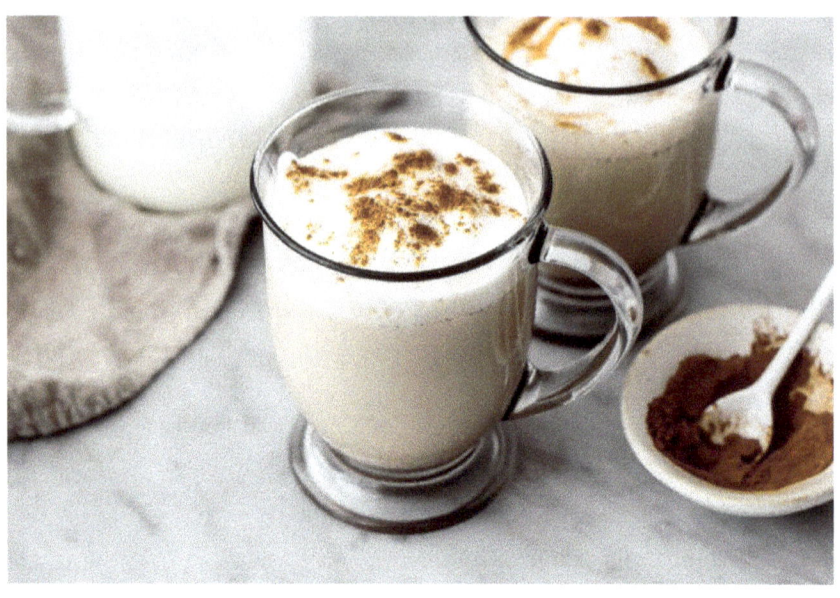

עושה: 1

- 1 כוס מים
- ½ כוס חלב ללא לקטוז או חלב שיבולת שועל
- 1 שקית תה שחור או 2 כפיות תה שחור רופף
- 4 תרמילי הל
- 1 מקל קינמון
- חתיכה אחת של ג'ינג'ר קלוף בגודל 1 אינץ', חתוכה לפרוסות
- 3 גרגירי פלפל שחור
- ½ כפית זרעי שומר
- סוכר (לא חובה)

הוראות

a) מחממים את המים והחלב לרתיחה בסיר קטן על אש בינונית; לא לתת לרתיחה.

b) מוסיפים את כל שאר החומרים ומבשלים תוך ערבוב במשך 2 דקות.

c) יוצקים את התערובת דרך מסננת לספל ונהנים.

45. סיוע לבטן לימון לוהט

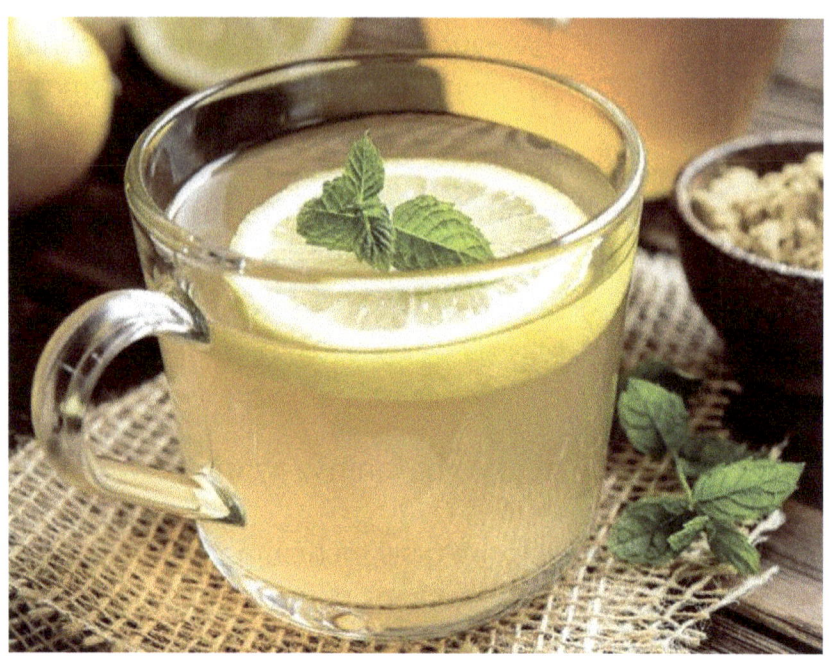

עושה: 1

1 כוס מים
½ כפית מיץ לימון טרי
2 פרוסות ג'ינג'ר טרי או חצי כפית מיץ ג'ינג'ר
סירופ מייפל טהור (לא חובה)
נענע, לקישוט (לא חובה)

הוראות

מרתיחים את המים בסיר קטן, מוסיפים את מיץ הלימון והג'ינג'ר, וסירופ מייפל, אם משתמשים. אם משתמשים בג'ינג'ר פרוס, תנו לתלול מספר דקות ולאחר מכן הסר לפני השתייה. מקשטים עם נענע אם רוצים.

46. שוקולד תפוז לאטה

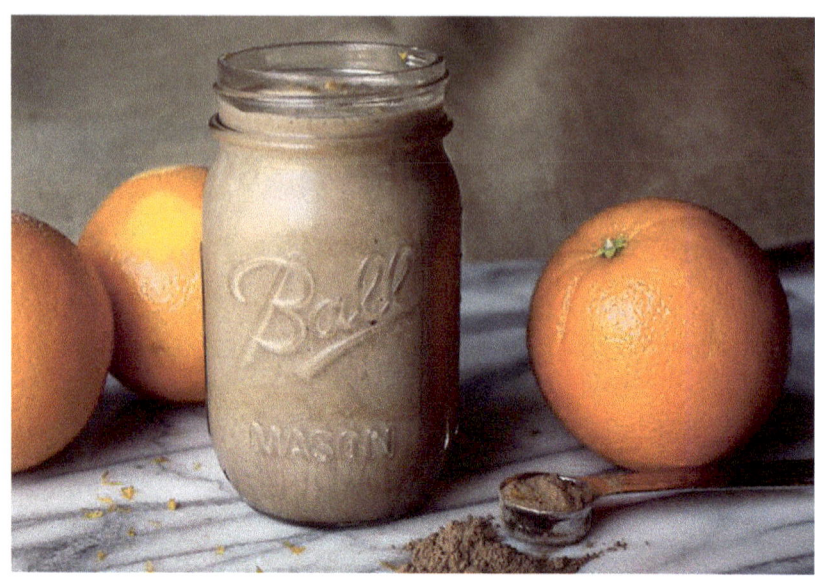

עושה: 1

1 כוס חלב ללא לקטוז, חלב שיבולת שועל, חלב שקדים או חלב קנבוס
2 כפיות גדושות אבקת קקאו לא ממותק
½ כפית מיץ ג'ינג'ר
¼ כפית תמצית תפוז
נענע, לקישוט (לא חובה)

הוראות

מחממים את החלב בסיר קטן על אש נמוכה או במכונה להקצפה חלב.
מוסיפים את אבקת הקקאו, מיץ הג'ינג'ר ותמצית התפוזים, ומקציפים
לאיחוד. מקשטים עם נענע אם רוצים.

47. חליטת ג'ינג'ר טרי

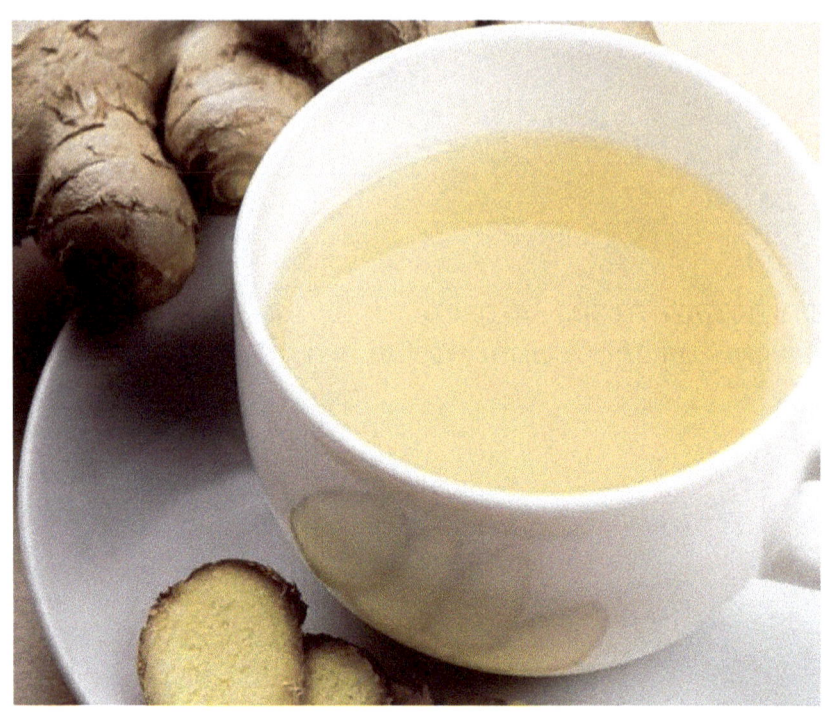

עושה: 1

1 כוס מים
½ כפית מיץ ג'ינג'ר או מספר פרוסות ג'ינג'ר טרי

הוראות
מרתיחים את המים בסיר קטן ומוסיפים את הג'ינג'ר. אם משתמשים בג'ינג'ר
פרוס, הניחו לתלול מספר דקות והסירו לפני השתייה.

48. חליטת גוג'י ברי

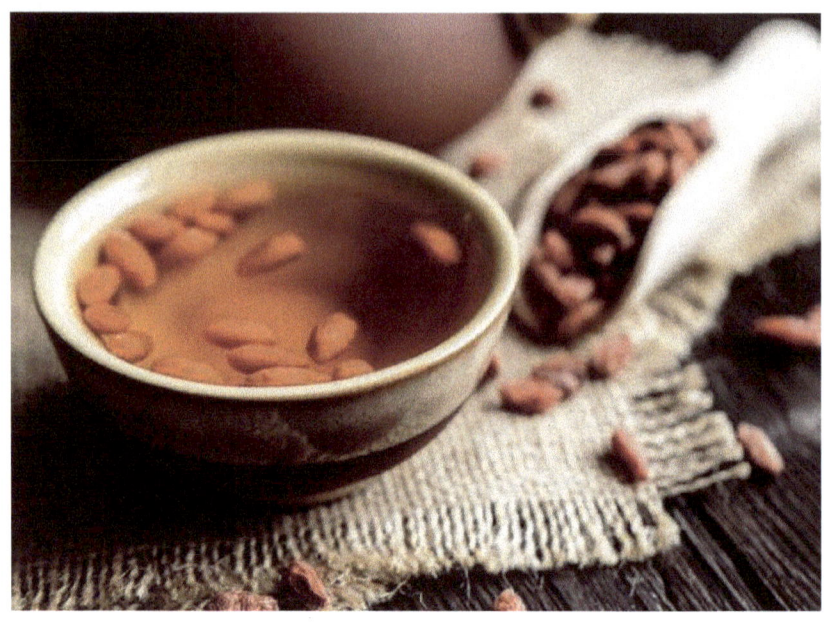

עושה: 1

1 כוס מים
1 כף גוג'י ברי

הוראות

מרתיחים את המים בסיר קטן ופשוט מוסיפים את הגוג'י ברי. מניחים לתלול 5
דקות, מסירים את הגוג'י ברי ונהנים מהחליטה.

49. חליטת כורכום

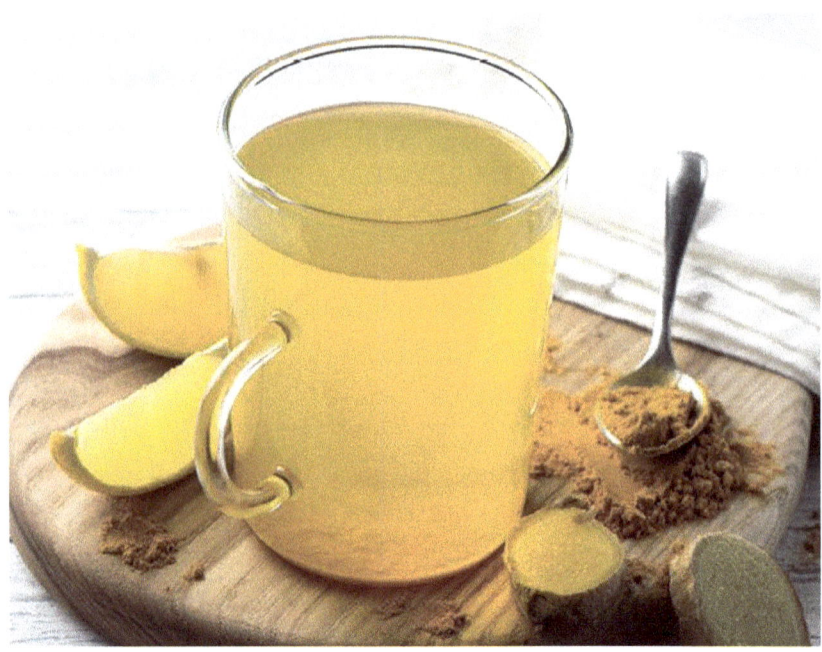

עושה: 1

1 כוס מים
½ כפית מיץ לימון טרי
½ כפית ג'ינג'ר טרי מגורר
קורט פלפל קאיין
1 כף כורכום קלוף או ½ כפית טחון

הוראות

מרתיחים את המים בסיר קטן ומוסיפים את שאר החומרים. אם משתמשים בכורכום טרי, הניחו לתלול מספר דקות והסירו לפני השתייה. אם משתמשים בכורכום טחון, מערבבים היטב לתערובת אחידה.

50. קקאו אנטי דלקתי

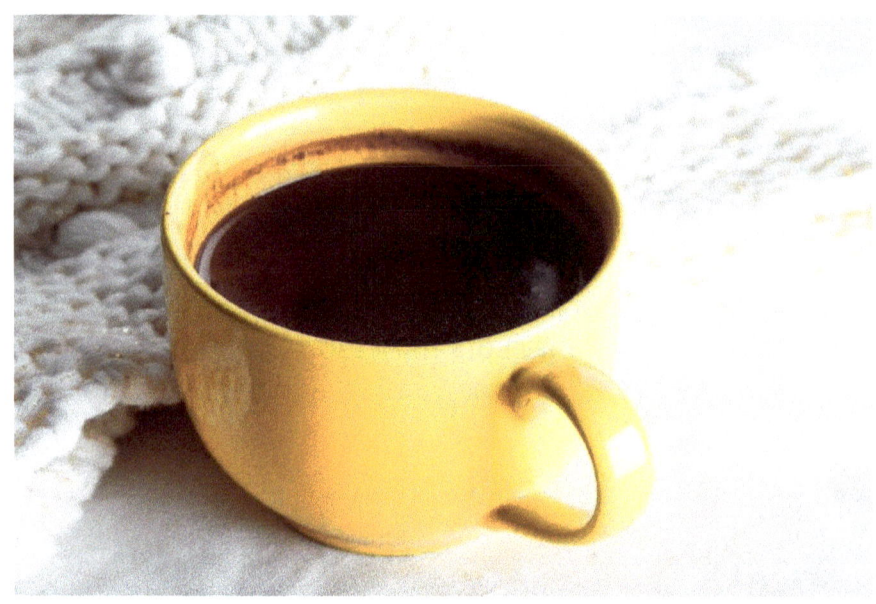

עושה: 1

1 כוס חלב ללא לקטוז, חלב שקדים או חלב קנבוס
2 כפיות גדושות אבקת קקאו לא ממותק
1 כפית שמן קוקוס
½ כפית כורכום טחון

הוראות

מחממים את החלב בסיר קטן על אש נמוכה או במכונה להקצפה חלב.
מוסיפים את אבקת הקקאו, שמן הקוקוס והכורכום ומערבבים לאיחוד.

51. ג'ינג'ר קפה לאטה

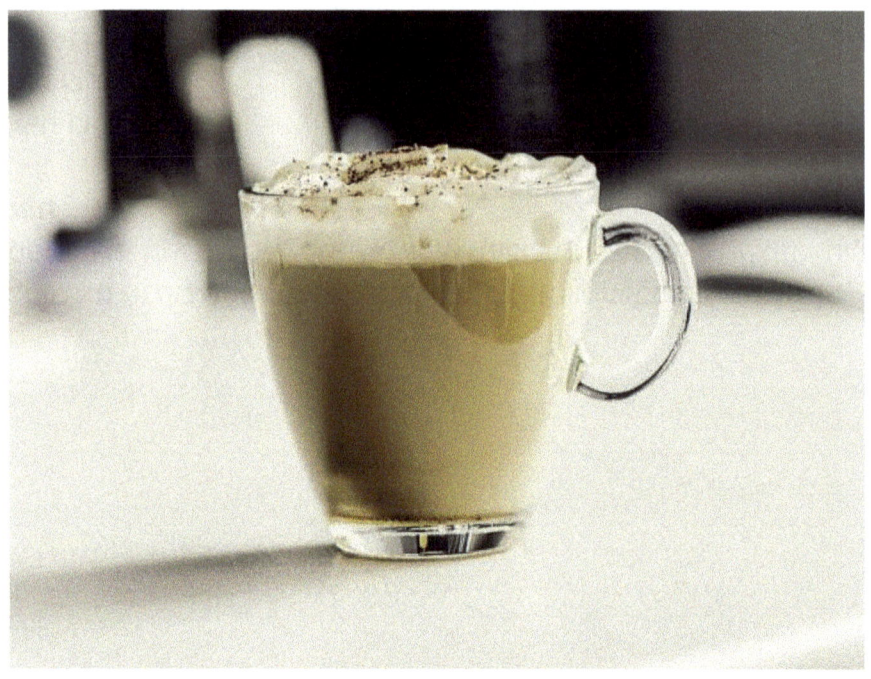

עושה: 1

½ כוס חלב ללא לקטוז, חלב קנבוס או חלב שקדים
1 כף מיץ ג'ינג'ר
1 כוס קפה מבושל

הוראות

מחממים את החלב בסיר קטן על אש קטנה ומוסיפים את מיץ הג'ינג'ר.
מוסיפים את החלב בטעמים לקפה המבושל ומערבבים לאיחוד.

מגניב ומרענןמַשׁקָאוֹת

52. מרענן צ'יה

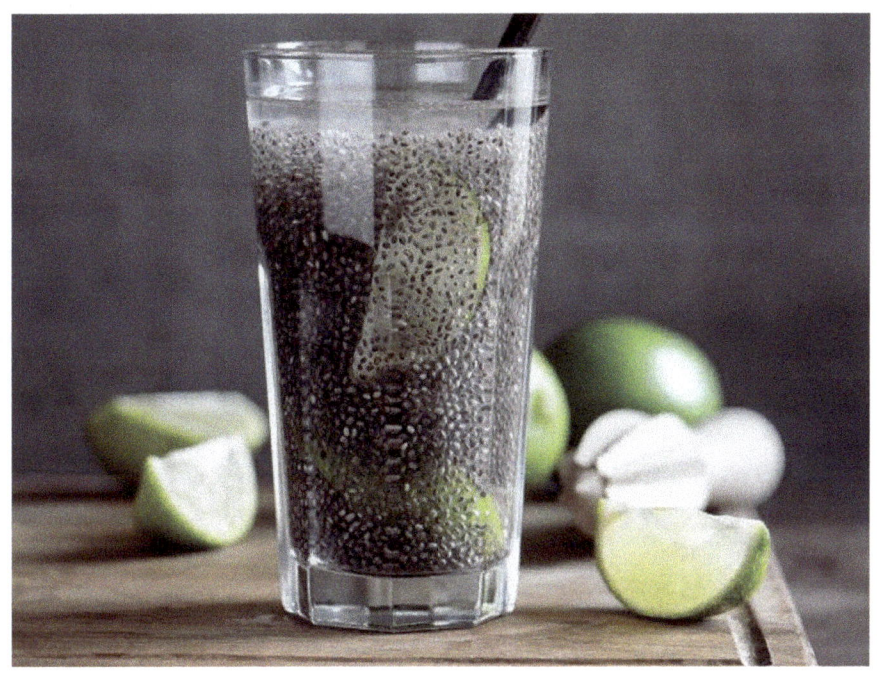

עושה: 1

4 אונקיות מי קוקוס
6 אונקיות מים
1 אונקיה מיץ ליים טרי
1 כף זרעי צ'יה

הוראות

מערבבים את כל החומרים הנוזליים בכוס גדולה ומקציפים פנימה את זרעי הצ'יה, ואז מניחים לשבת כ-20 דקות כדי שזרעי הצ'יה יוכלו להתרחב במשקה. מקציפים שוב לפני ההגשה.

53. צ'יה טוויסט

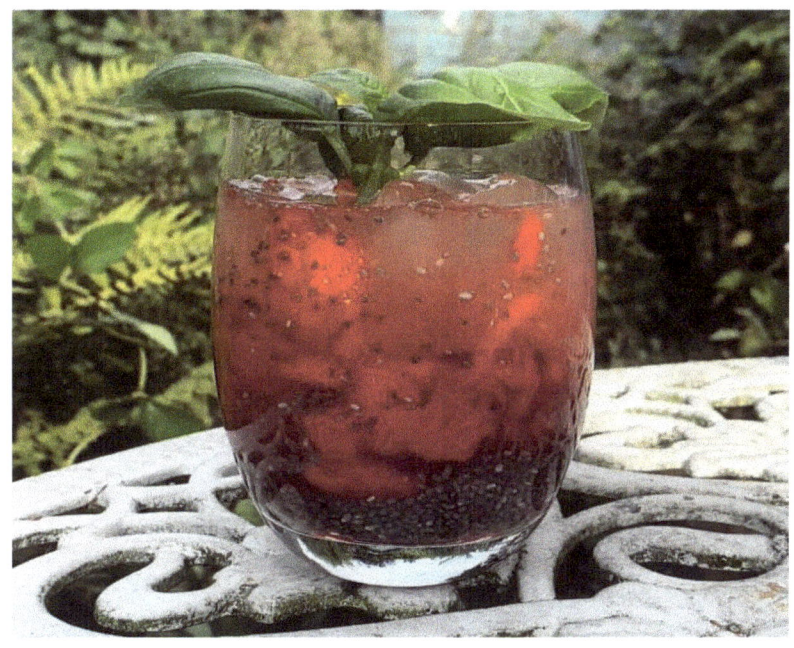

עושה: 1

4 אונקיות מי קוקוס
6 אונקיות מים
1 גרם מיץ אננס
1 כפית מיץ לימון טרי
1 כף זרעי צ'יה

הוראות

מערבבים את כל החומרים הנוזליים בכוס גדולה ומקציפים פנימה זרעי צ'יה, ואז מניחים לשבת כ-20 דקות כדי שזרעי הצ'יה יתרחבו במשקה. מקציפים שוב לפני ההגשה.

.54 מי ספא

The picture can't be displayed.

עושה: 6 עד 8

2 ליטר סלצר
½ כוס מלפפון פרסי פרוס דק
½ כוס קומקווטים פרוסים דק

הוראות
מניחים את כל החומרים בקנקן ומצננים במקרר לפחות שעה לפני ההגשה.

55. ספירולינה סמייל

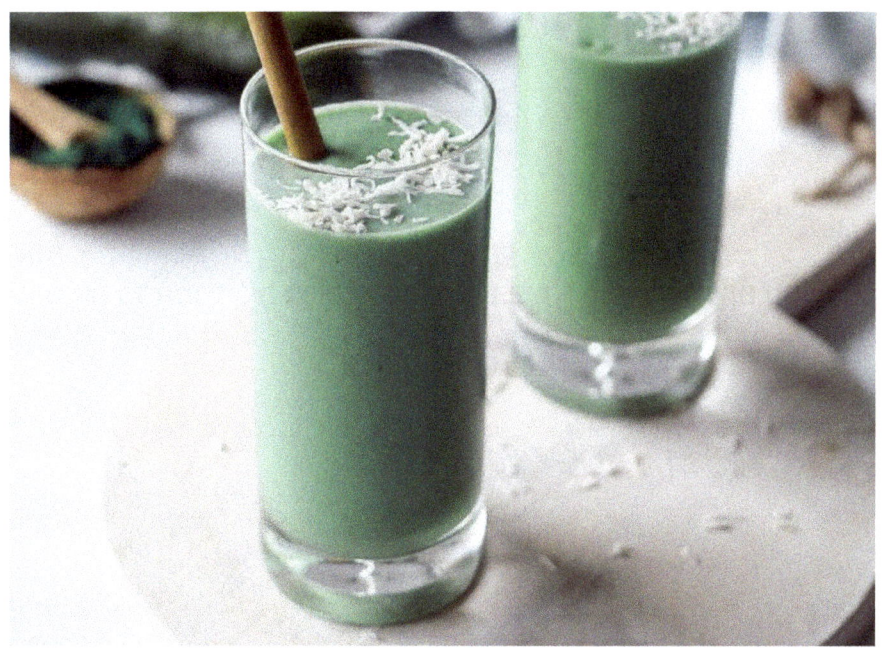

עושה: 1

1 כוס קלאב סודה
1 כפית חומץ תפוחים
½ כפית ספירולינה
½ כפית מיץ ג'ינג'ר
½ כפית מיץ לימון טרי

הוראות
מניחים את כל המרכיבים בכוס גדולה, מערבבים לאיחוד, ומגישים עם קרח.

56. לימונדת בטן שטוחה

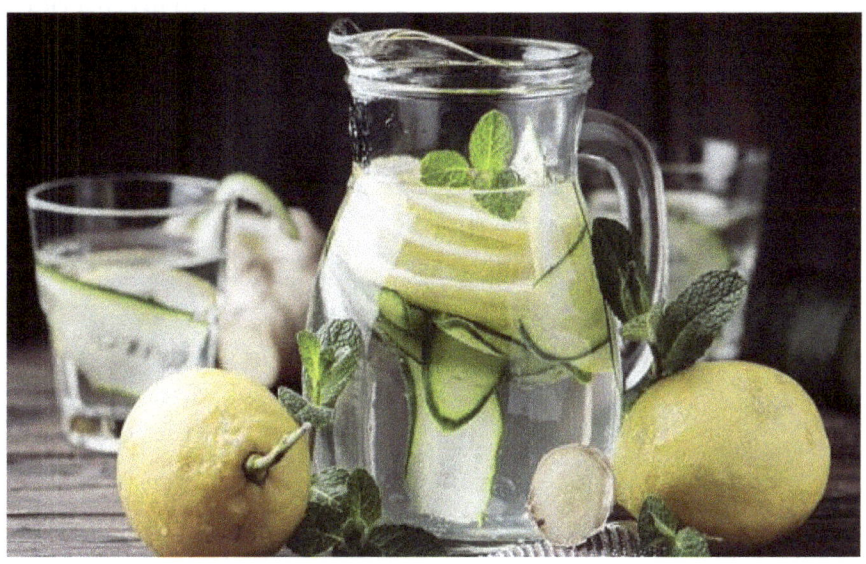

עושה: 1

- 1 כוס מים מוגזים
- ½ כפית כורכום טחון
- 1 כפית מיץ לימון טרי
- 1 כפית סירופ מייפל טהור

הוראות

a) מניחים את כל המרכיבים בכוס גדולה, מערבבים לאיחוד, ומגישים עם קרח.

57. כורכום מנטה

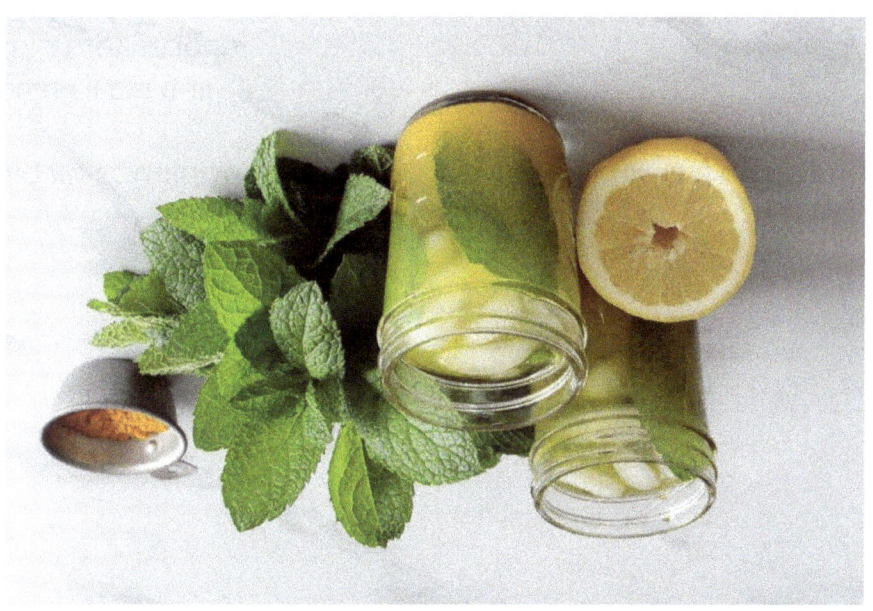

עושה: 1

1½ כוסות קלאב סודה
2 כפות נענע, מרוסקת
¼ כפית כורכום טחון

שמים את כל החומרים בכוס גדולה ומערבבים לאיחוד. מגישים עם קרח.

58. אייס קקאו לאטה

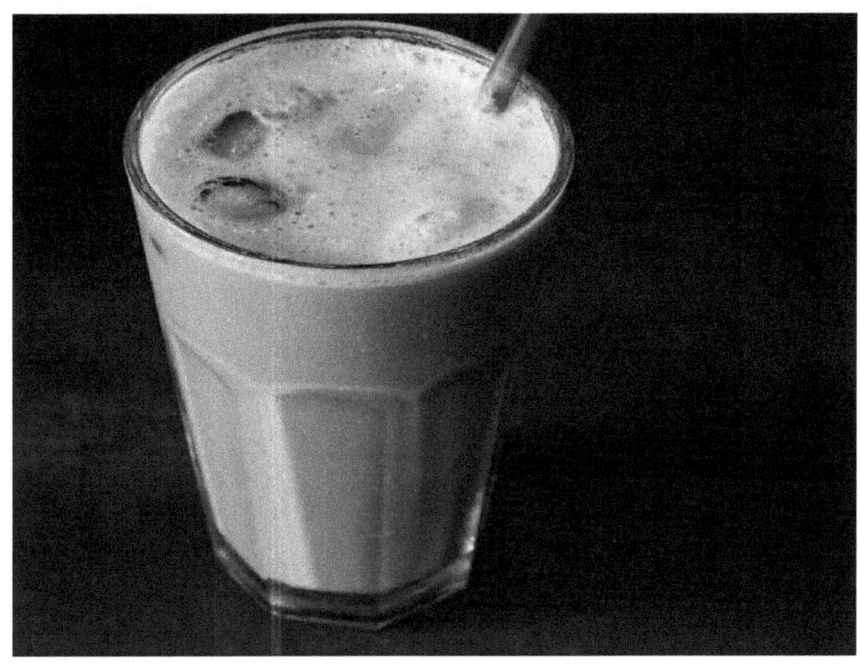

עושה: 1

1 כוס חלב שיבולת שועל או חלב אחר ללא לקטוז
2 כפיות גדושות אבקת קקאו לא ממותק
½ כפית קינמון טחון
¼ כפית תמצית וניל טהורה

הוראות

מחממים את החלב בסיר קטן על אש בינונית ומערבבים פנימה את שאר המרכיבים. מצננים במקרר ויוצקים על קרח להגשה.

טוניקים

59. לימון ג'ינג'ר טוויסט

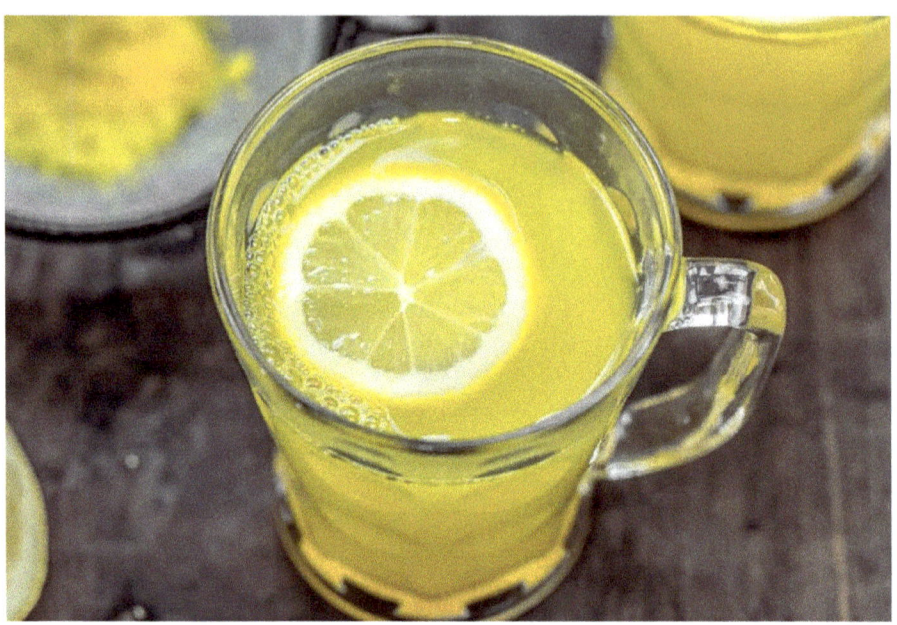

עושה מנה אחת

1 כפית מיץ לימון טרי
½ כפית מיץ ג'ינג'ר
1 גרם מי קוקוס

הוראות
מאחדים ומגישים.

60. ליים זינג

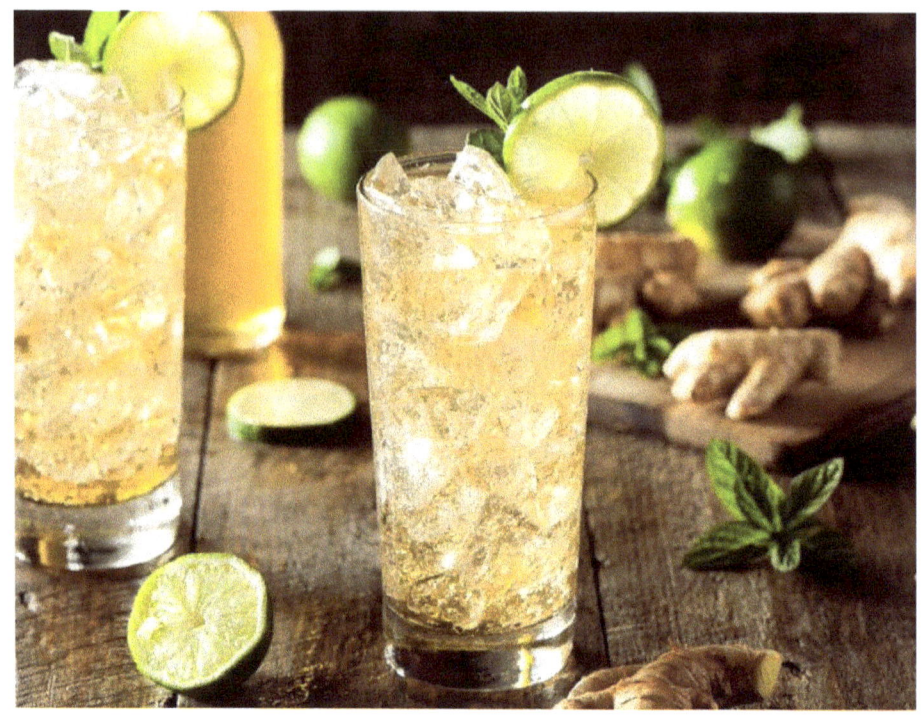

עושה מנה אחת

1 כפית מיץ ליים טרי
⅛ כפית כורכום טחון
1 גרם מי קוקוס

הוראות
מאחדים ומגישים.

61. מיץ חיפושית

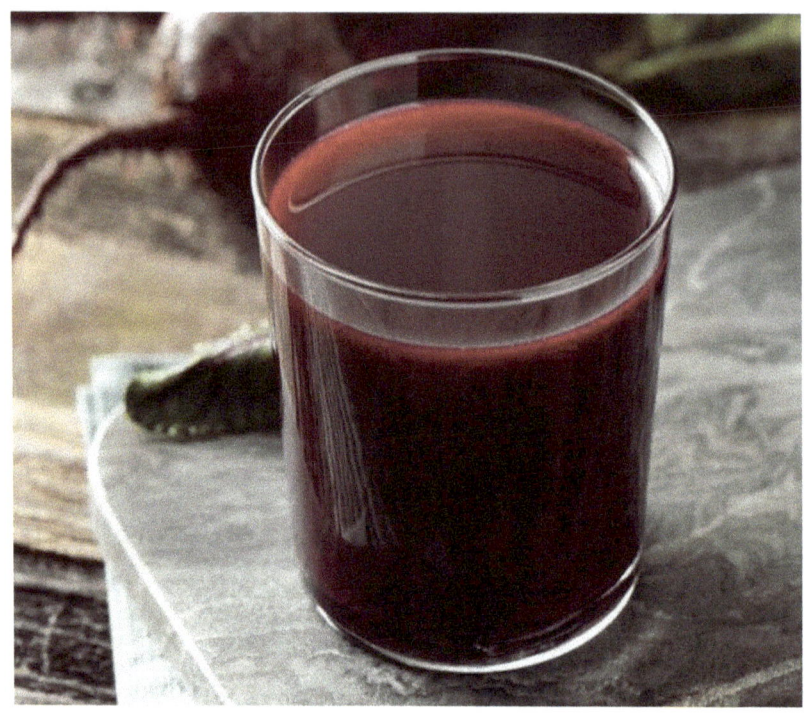

עושה מנה אחת

1 אונקיה מיץ סלק
½ כפית מיץ ג'ינג'ר

הוראות
מאחדים ומגישים.

62. אליקסיר ג'ינג'ר אננס

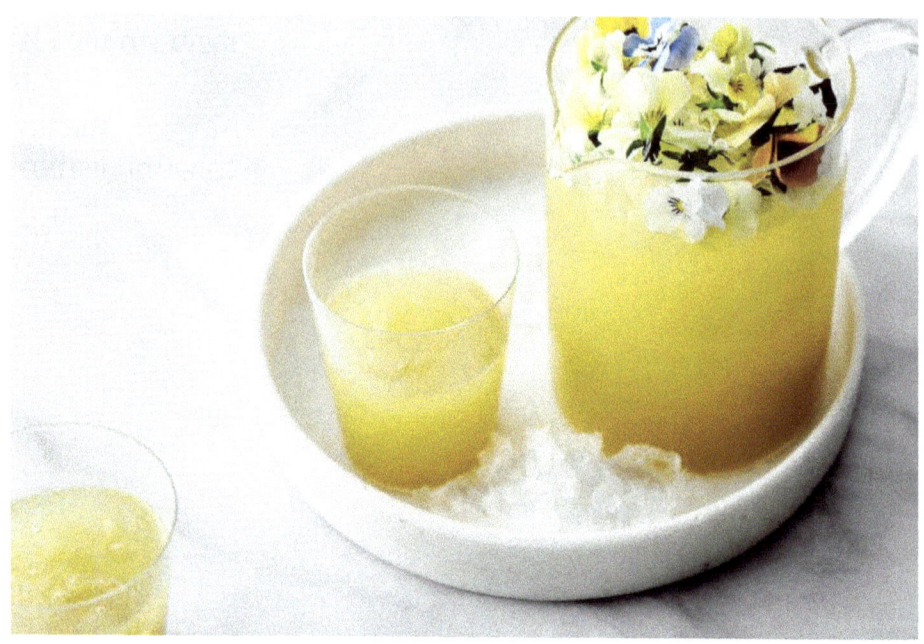

עושה מנה אחת

1 גרם מיץ אננס
½ כפית מיץ ג'ינג'ר

הוראות
מאחדים ומגישים.

63. כורכום תפוז

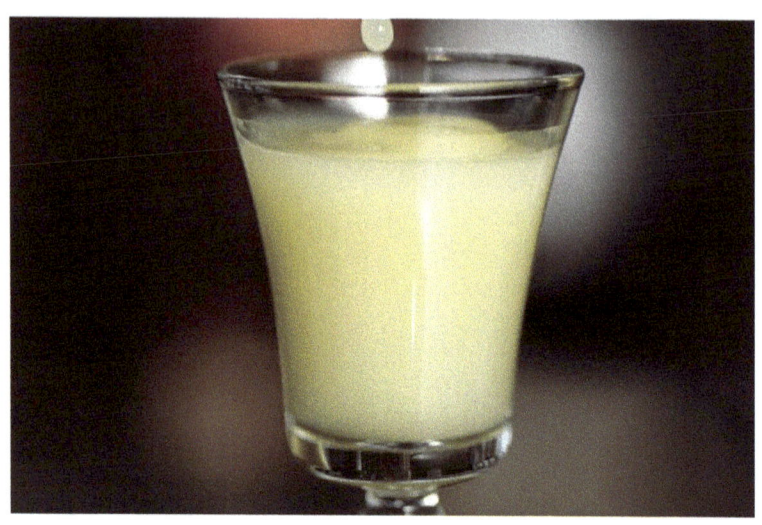

עושה מנה אחת

1 אונקיה מיץ תפוזים טרי
⅛ כפית כורכום טחון
¼ כפית מיץ ליים טרי
¼ כפית מיץ ג'ינג'ר

הוראות
מאחדים ומגישים.

64. ארס הדרים

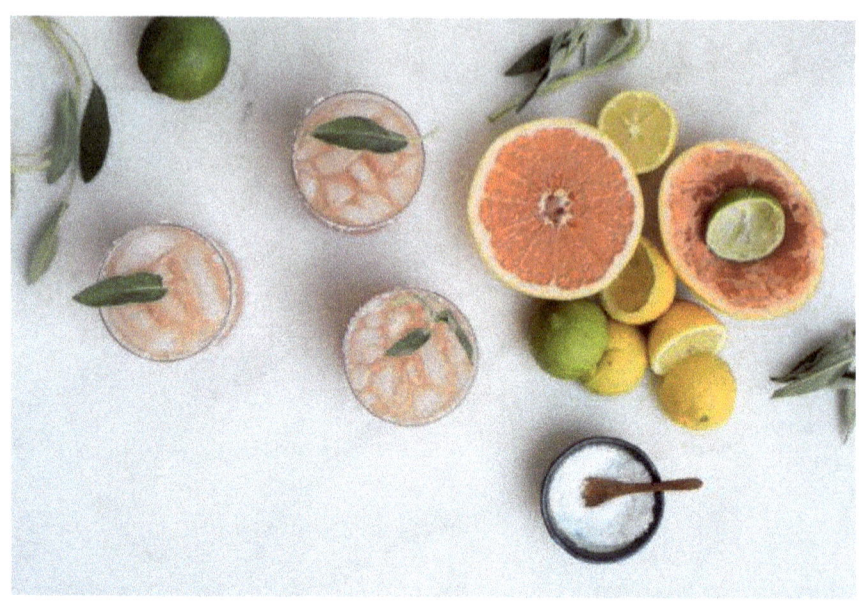

עושה מנה אחת

¼ כפית מיץ ג'ינג'ר
1 אונקיה מיץ תפוזים
½ כפית מיץ לימון
קורט פלפל קאיין

הוראות
מאחדים ומגישים.

65. אליקסיר שומר

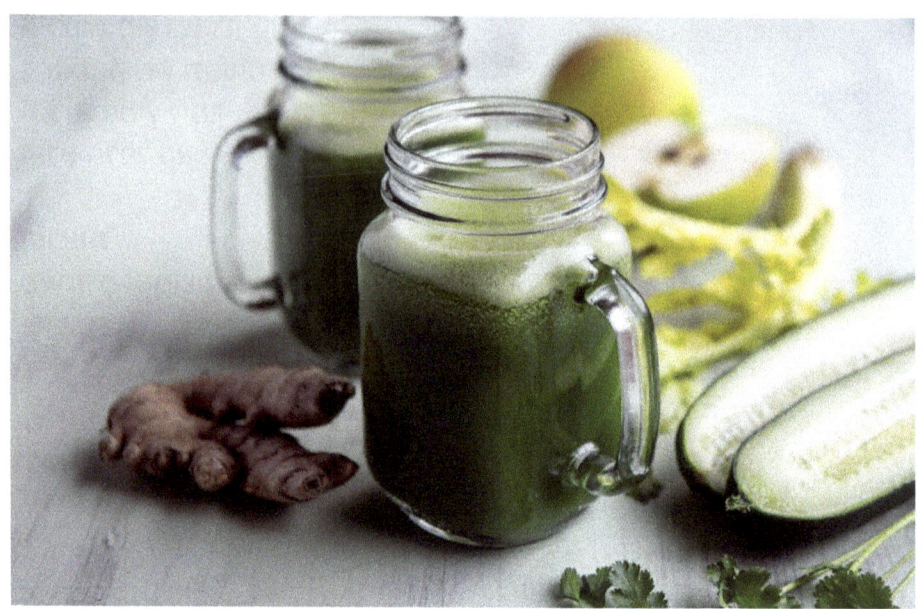

עושה מנה אחת

חצי גרם מיץ מלפפון
חצי גרם מיץ שומר
¼ כפית מיץ ג'ינג'ר

הוראות
מאחדים ומגישים.

66. אליקסיר גזר כורכום

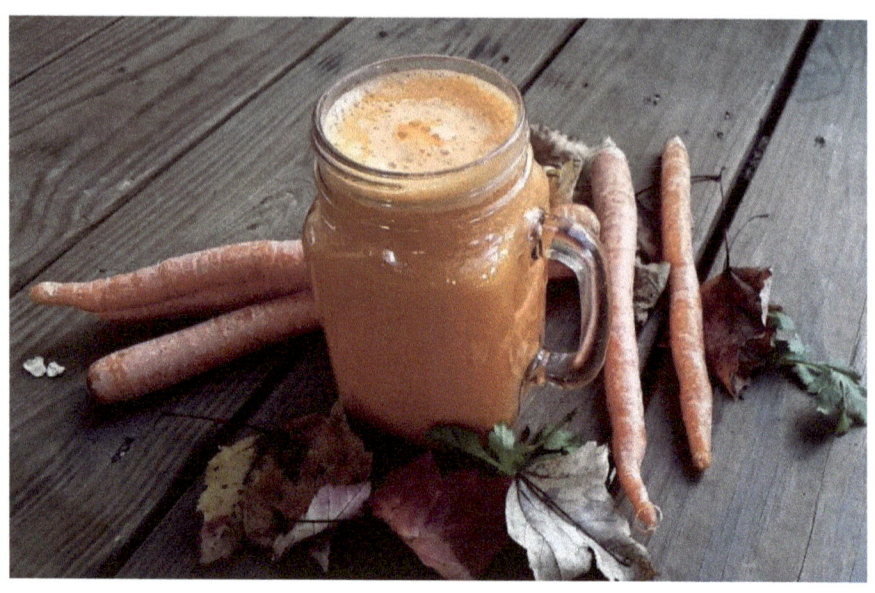

עושה מנה אחת

1 אונקיה מיץ גזר
¼ כפית כורכום טחון

הוראות
מאחדים ומגישים.

קוקטיילים וקוקטיילים

67. קוקטייל וודקה ג'ינג'ר ליים

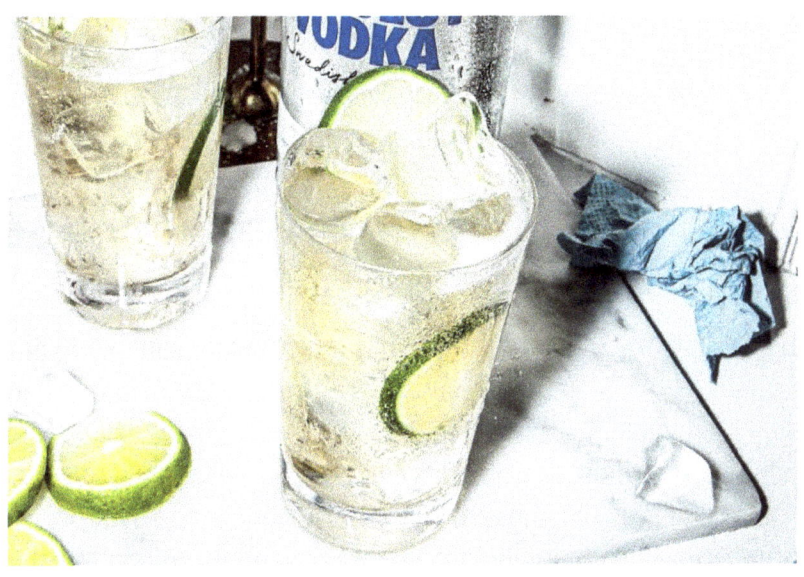

עושה: 1

1 אונקיה וודקה (לא חובה)
1 גרם מי קוקוס
3 אונקיות מים מוגזים (השתמש ב-4 אונקיות אם לא משתמש באלכוהול)
1 כפית סירופ ג'ינג'ר פשוט (לא חובה, ראה מתכון למטה)
2 כפיות מיץ ליים טרי
נענע, לקישוט (לא חובה)

הוראות
מערבבים את כל החומרים בכוס ערבוב עם קרח ומערבבים. מוזגים לכוס עם
קרח, מקשטים בנענע (אם משתמשים), ומגישים.
סירופ ג'ינג'ר פשוט
כדי להמתיק קוקטיילים אני אוהבת להשתמש בסירופ פשוט בטעם ג'ינג'ר
שקל מאוד להכין. להכנת אצווה שתוכל להשתמש בה למגוון דברים: מניחים
¼ כוס סוכר בקערה. יוצקים פנימה ½ כוס מים רותחים ומערבבים לאיחוד.
לטעם, הוסיפו 1 כפית של מיץ ג'ינג'ר טרי או כמה חתיכות של ג'ינג'ר פרוס
והניחו לשבת. הוספת מיץ ג'ינג'ר מעניקה טעם ג'ינג'ר חזק יותר. כדי להכין
מיץ ג'ינג'ר, אתה יכול לגרר ג'ינג'ר ביד ולשמור את הנוזל, או שאתה יכול
להכין אותו במכונת מסחטה. אם אתה משתמש בג'ינג'ר פרוס, הניחו לשבת
לפחות 30 דקות ולאחר מכן הסר את פרוסות הג'ינג'ר לפני השימוש.

68. טקילה ג'ינג'ר

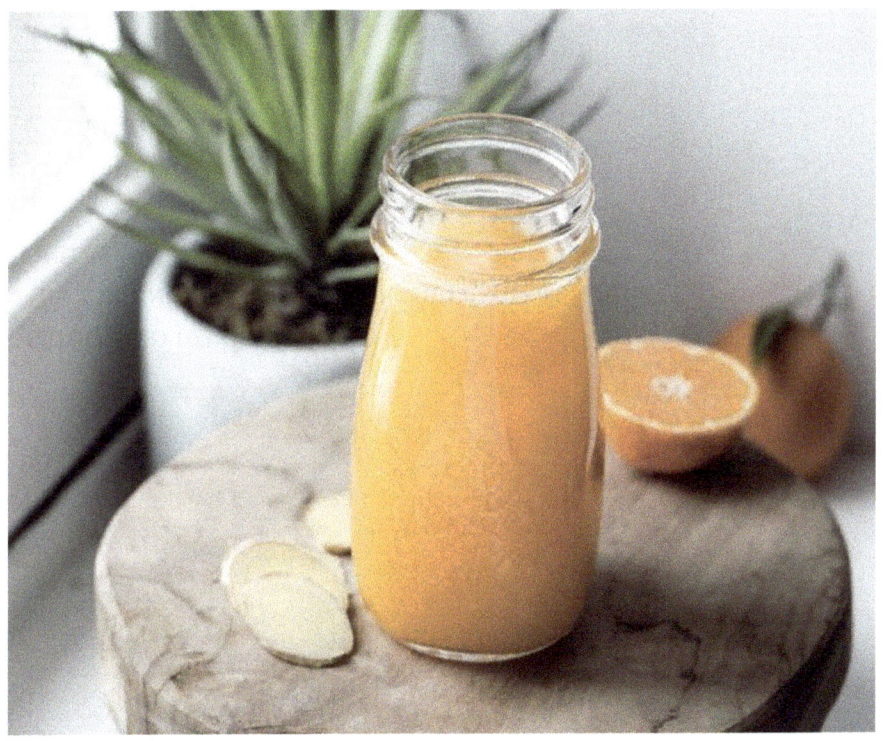

עושה: 1

- 1 אונקיה טקילה (לא חובה)
- 1 אונקיה מיץ תפוזים טרי
- 1 כפית סירופ ג'ינג'ר פשוט
- 2 כפיות מיץ ליים טרי
- 3 אונקיות מי סודה

הוראות

a) מערבבים את כל החומרים בכוס ערבוב עם קרח ומערבבים.

b) מוזגים לכוס עם קרח ומגישים.

69. כורכום כתום

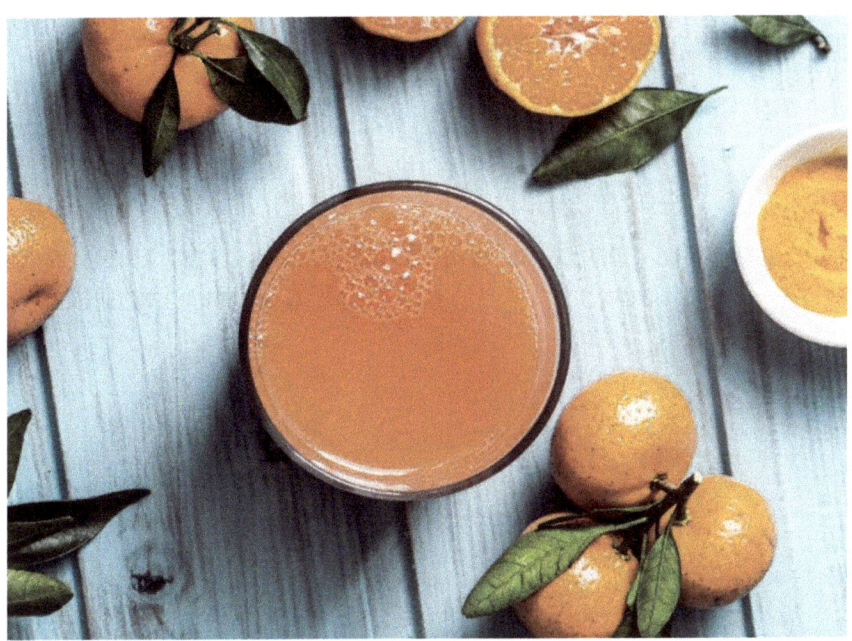

עושה: 1

1 אונקיה וודקה (לא חובה)
2 אונקיות מיץ תפוזים טרי (השתמש ב-3 אונקיות אם לא משתמש באלכוהול)
2 אונקיות מי קוקוס
¼ כפית כורכום טחון

הוראות

מערבבים את כל המרכיבים בשייקר קוקטיילים עם קרח ומנערים בחוזקה.
מוזגים לכוס עם קרח ומגישים.

70. חלום קיץ מוזהב

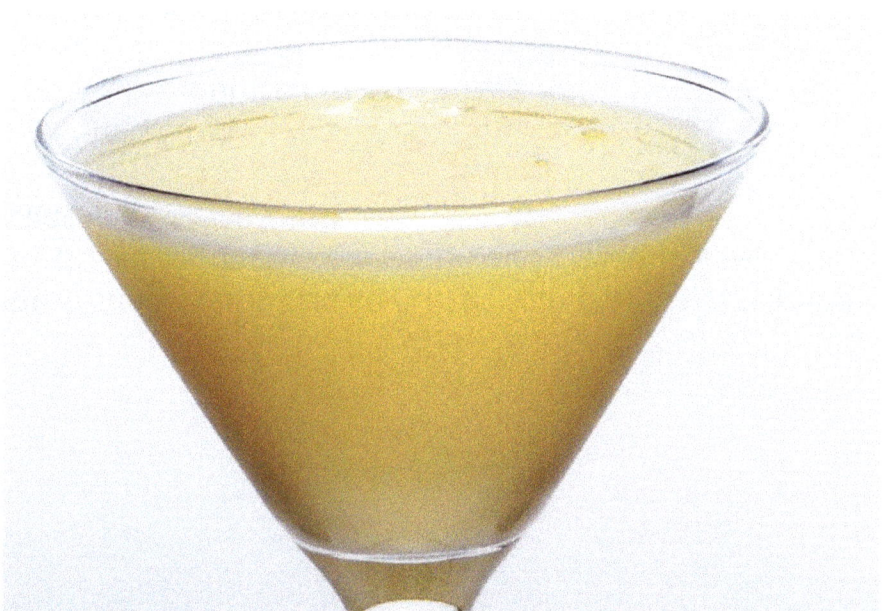

עושה: 1

3 אונקיות מיץ גזר טרי (השתמש ב-4 אונקיות אם לא משתמש באלכוהול)
1 אונקיה וודקה (לא חובה)
1 כף מיץ ג'ינג'ר (מחתיכת ג'ינג'ר טרי בגודל ½ אינץ')
פרוסת לימון, לקישוט

הוראות

מערבבים את כל המרכיבים, מלבד הקישוט, בשייקר קוקטיילים עם קרח
ומנערים בחוזקה. מוזגים לכוס עם קרח, מקשטים בפרוסת הלימון ומגישים.

Beet You To It .71

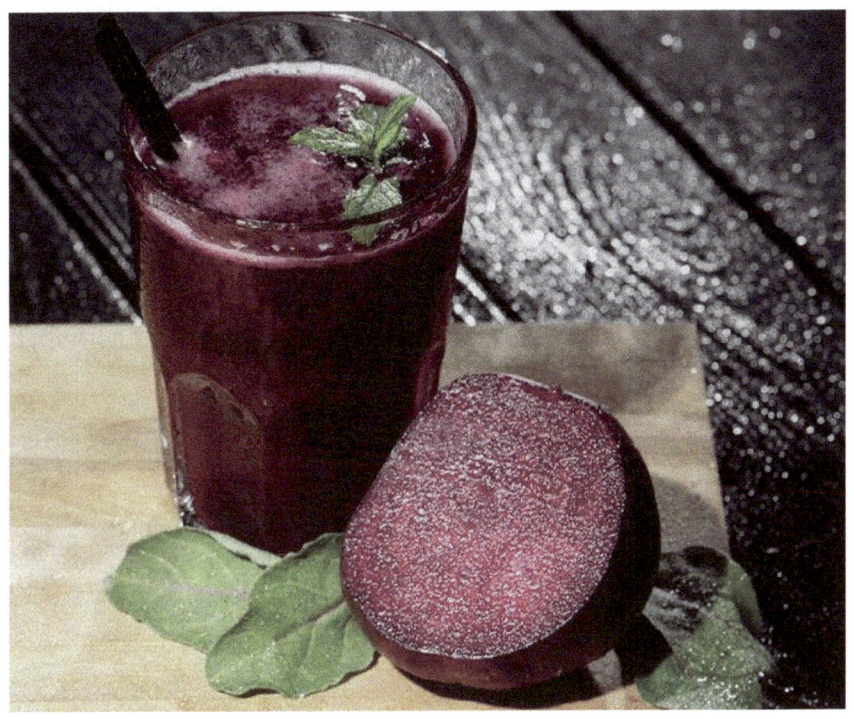

עושה: 1

1 אונקיה וודקה (לא חובה)
2 אונקיות מים מוגזים (השתמשו ב-3 אונקיות אם לא משתמשים באלכוהול)
1½ אונקיות מיץ סלק
1½ כפיות מיץ ליים טרי
נענע, לקישוט (לא חובה)

הוראות

מערבבים את כל החומרים בכוס ערבוב עם קרח ומערבבים. מוזגים לכוס עם
קרח, מקשטים בנענע (אם משתמשים), ומגישים.

72. ג'ין ג'ינג'ר סלק

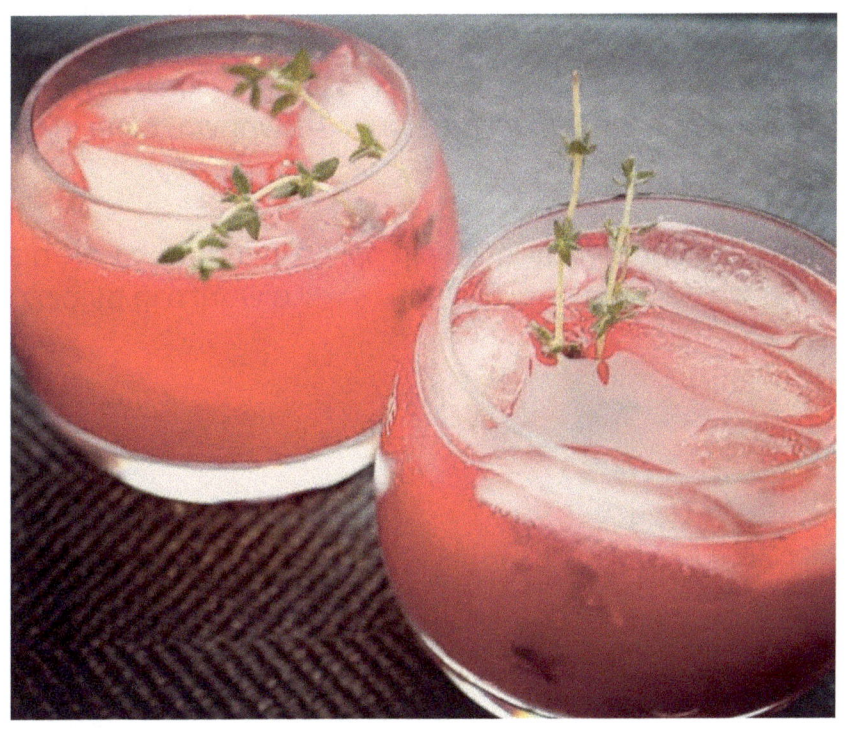

עושה: 1

1 אונקיה ג'ין (לא חובה)
½ כפית מיץ ג'ינג'ר
1½ אונקיות מיץ סלק
1 אונקיה מי קוקוס (השתמש ב-2 אונקיות אם לא משתמש באלכוהול)

הוראות

מערבבים את כל המרכיבים בשייקר קוקטיילים עם קרח ומנערים בחוזקה.
מוזגים לכוס עם קרח ומגישים.

73. פשוט בלאדי מרי

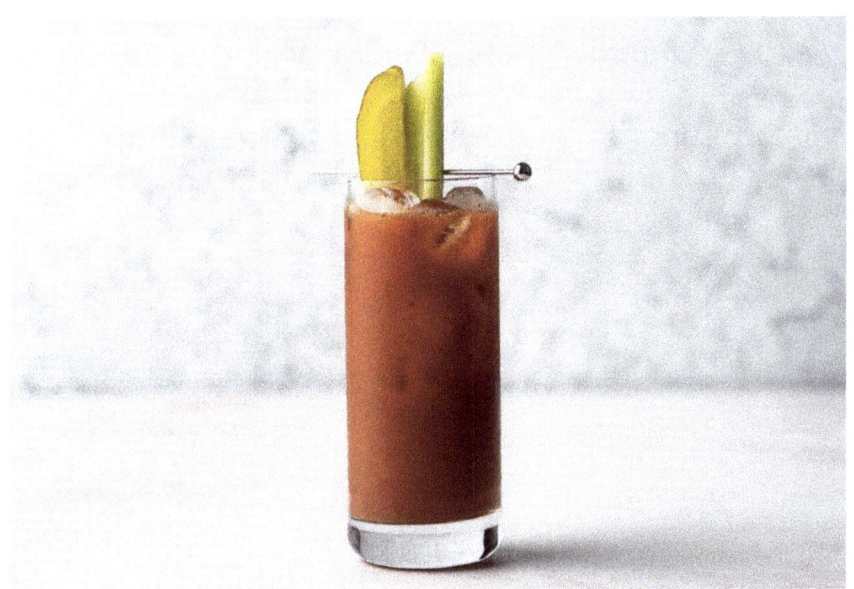

עושה: 1

1 אונקיה וודקה (לא חובה)

1 אונקיה מיץ סלרי

3 אונקיות מיץ עגבניות (השתמש ב-4 אונקיות אם לא משתמש באלכוהול)

קורט פלפל קאיין

מערבבים את כל המרכיבים בשייקר קוקטיילים עם קרח ומנערים בחוזקה.
מוזגים לכוס עם קרח ומגישים.

74. <u>רוזמרין לימון</u>

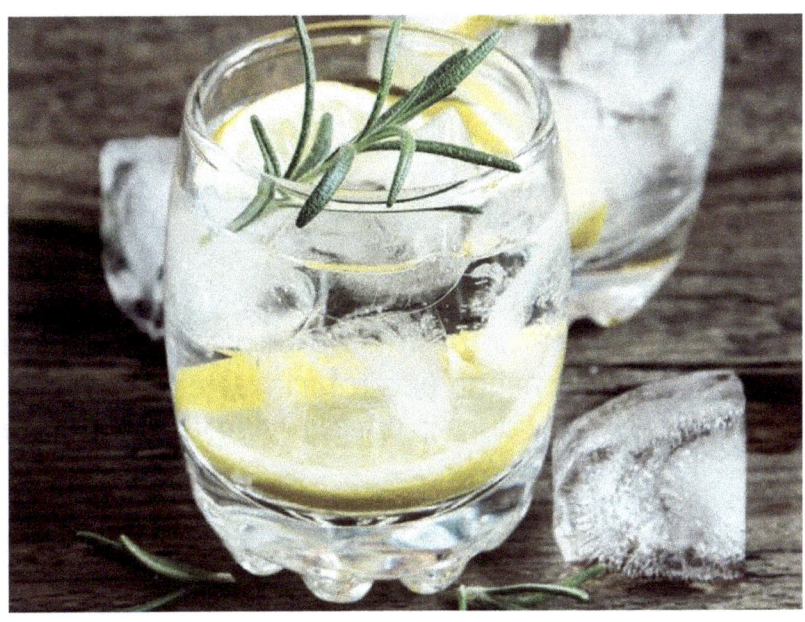

עושה: 1

1 אונקיה וודקה (לא חובה)
3 אונקיות קלאב סודה (4 אונקיות אם לא משתמשים באלכוהול)
2 כפיות מיץ לימון טרי
1 כפית סירופ מייפל טהור
1 ענף רוזמרין
פרוסת לימון, לקישוט

הוראות

מערבבים את כל המרכיבים, מלבד הרוזמרין, בכוס ערבוב עם קרח ומערבבים. מערבבים את עלי הרוזמרין בכוס ההגשה כדי לשחרר יותר טעם. יוצקים את המשקה על הרוזמרין, מוסיפים קרח ומגישים.

KOMBUCHA

75. ג'ינג'ר קומבוצ'ה

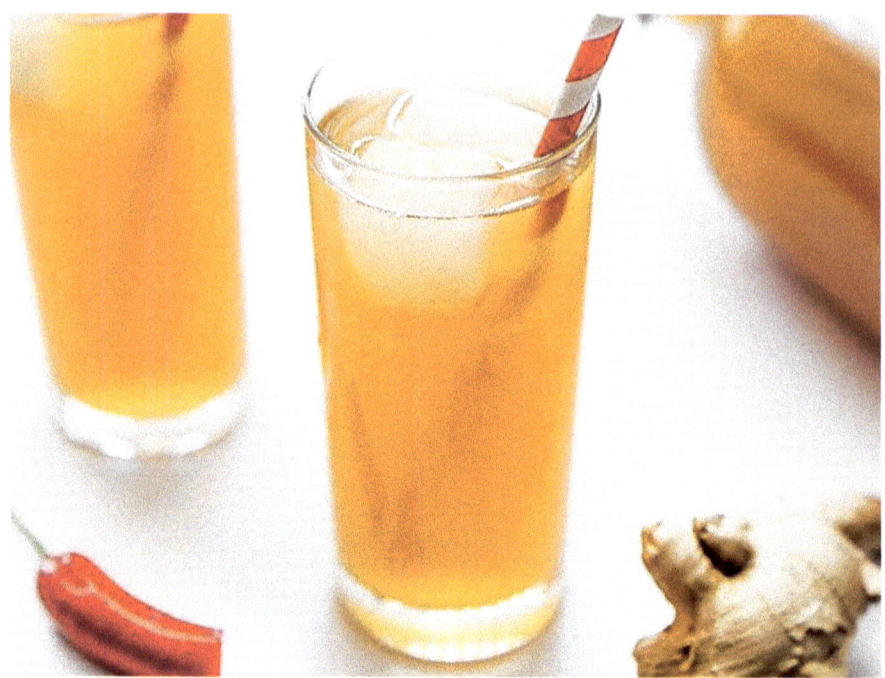

עושה: 2

רכיבים:

- 1½ כוסות קומבוצ'ה, מכל סוג
- ידית ג'ינג'ר בגודל 1 אינץ', קלופה

הוראות:

a) מוזגים את הקומבוצ'ה לכוס.
b) בעזרת מיקרופליין, מגררים את הג'ינג'ר ליצירת טחון דק.
c) מניחים את הסורגים בבד גבינה וסוחטים את המיץ מהסורגים לתוך הכוס.
d) מערבבים, מוזגים מחצית מהתערובת לכוס שנייה ומגישים.

76. פטל, אגס וג'ינג'ר קומבוצ'ה

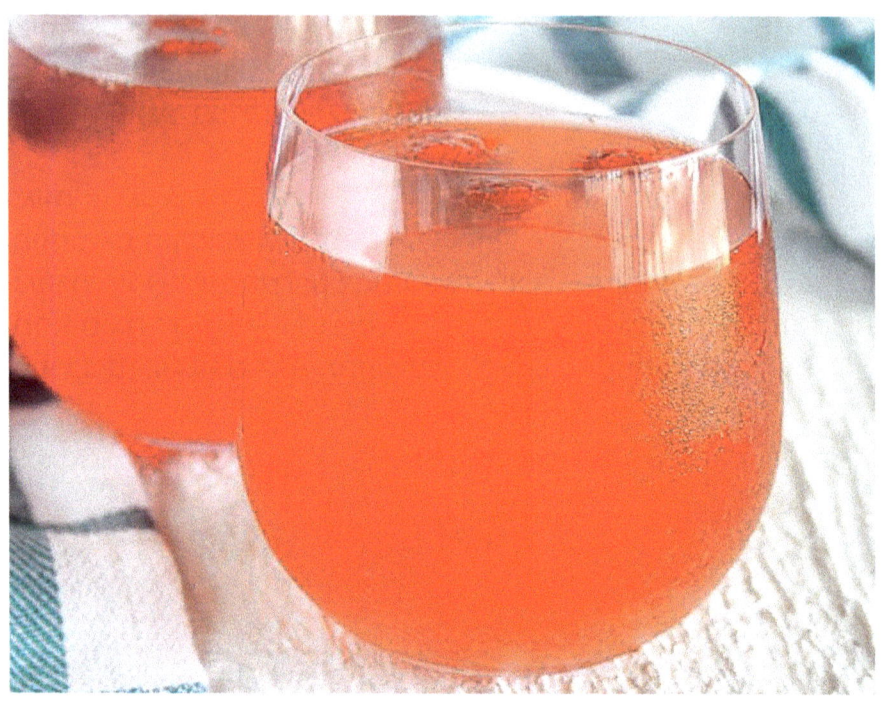

מייצר: 1 ליטר

רכיבים:

- 2 אגסים, בליבת
- ידית ג'ינג'ר בגודל 1 אינץ', קלופה
- 1 כוס פטל
- 14 כוסות תה ירוק קומבוצ'ה

הוראות:

a) פורסים כל אגס ל-8 טריזים.
b) פורסים את הג'ינג'ר לרצועות מספיקות כדי לאפשר 1 בכל בקבוק.
c) הוסף 2 חתיכות אגסים, פרוסת ג'ינג'ר אחת ו-3 או 4 פטל לכל בקבוק של 16 אונקיות. ודא שפתילי האגסים נכנסים בקלות לתוך הבקבוקים כך שכשיגיע הזמן לנקות את הבקבוקים, הם ייצאו בקלות. אם הנתחים רחבים מדי, פורסים אותם לאורך.
d) בעזרת משפך, ממלאים את הבקבוקים בקומבוצ'ה, ומשאירים 1 אינץ' של מרווח ראש בבכל צוואר בקבוק. מכסה היטב כל בקבוק.
e) מניחים את הבקבוקים במקום חמים, בערך 72 מעלות צלזיוס, לתסיסה למשך 48 שעות.
f) מקררים בקבוק אחד למשך 6 שעות, עד לצינון יסודי. פתחו את הבקבוק וטעמו את הקומבוצ'ה שלכם. אם הוא מבעבע לשביעות רצונכם, מקררים את כל הבקבוקים ומגישים לאחר צונן. לאחר השגת התסיסה והמתיקות הרצויים, מקררים את כל הבקבוקים כדי לעצור את התסיסה.
g) מסננים לפני ההגשה.

77. שורש ביר קומבוצ'ה

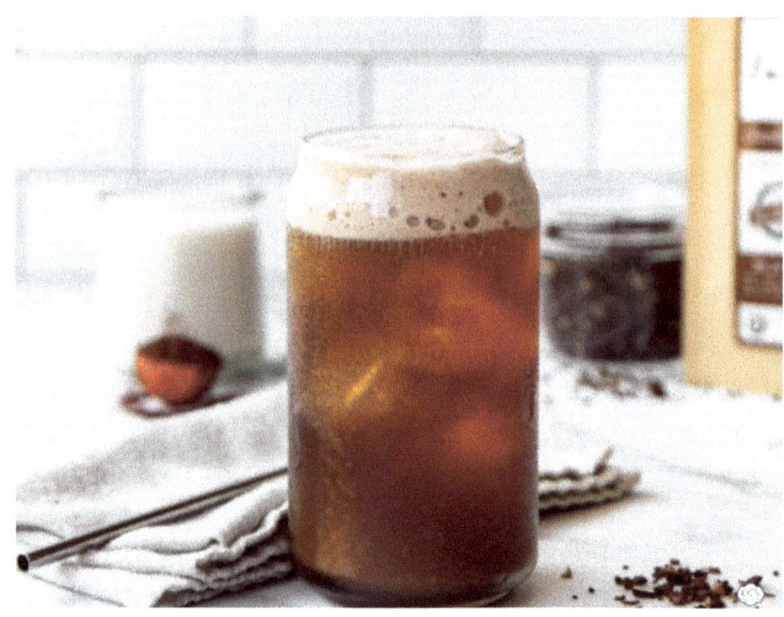

מייצר: 1 ליטר

רכיבים:
לחליטת בירה שורשית
- 6 כוסות מים
- 2 אונקיות שורש sarsaparilla
- ¼ כפית עלים ירוקי חורף
- 4 אונקיות של סוכר קנים
- 1 כף מולסה
- 1 כפית תמצית וניל
- 2 כפות מיץ ליים סחוט טרי

עבור הקומבוצ'ה
- 3 כוסות חליטת בירה שורש
- 12 כוסות תה שחור קומבוצ'ה

הוראות:

לעשות את חליטת בירה שורש

a) בסיר בינוני מביאים לרתיחה את המים, שורש הסרספרילה ועלי החורף.

b) מנמיכים את האש ומבשלים כ-20 דקות.

c) בעזרת מסננת רשת, מסננים את עשבי התיבול מהנוזל וזורקים את עשבי התיבול.

d) כשהנוזל עדיין חם, מוסיפים את הסוכר, המולסה, תמצית הווניל ומיץ הליים,

e) מערבבים עד שהסוכר נמס.

f) אחסן את העירוי הזה במקרר בצנצנת סגורה היטב עד שבועיים. זה עושה 6 כוסות.

להחדיר את הקומבוצ'ה

g) בעזרת משפך, הוסף ⅓ כוס מחליטת בירה שורש לכל בקבוק של 16 אונקיות.

h) מלאו את הבקבוקים בקומבוצ'ה, והשארו 1 אינץ' של מרווח ראש בכל צוואר בקבוק. בחוזקה

i) מכסה כל בקבוק.

j) מניחים את הבקבוקים במקום חמים, בערך 72 מעלות צלזיוס, לתסיסה למשך 48 שעות.

k) מקררים בקבוק אחד למשך 6 שעות, עד לצינון יסודי. פתחו את הבקבוק וטעמו את הקומבוצ'ה שלכם. אם הוא מבעבע לשביעות רצונכם, מקררים את כל הבקבוקים ומגישים לאחר צונן. לאחר השגת התסיסה והמתיקות הרצויים, מקררים את כל הבקבוקים כדי לעצור את התסיסה.

78. ג'ינג'ר-אגס-אננס קומבוצ'ה

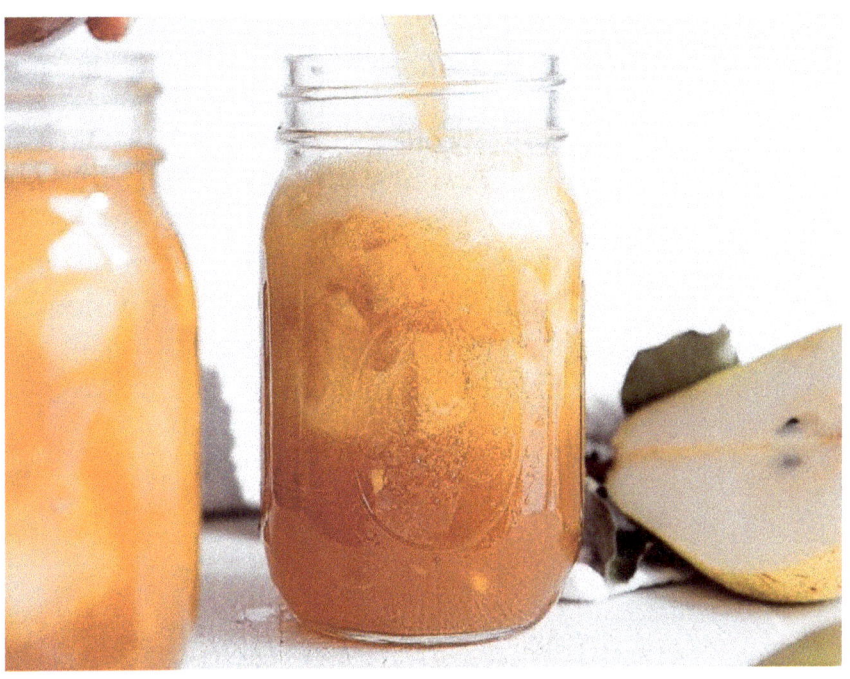

עושה: 1

רכיבים:

- 2 אגסים מוצקים, בליבת
- ¼ אננס, קלוף וקצוץ
- ידית ג׳ינג׳ר בגודל ½ אינץ׳, לא מקולף
- 4 אונקיות של קומבוצ׳ה תה ירוק

הוראות:

a) במסחטת מיצים, מיץ את האגסים, האננס והג׳ינג׳ר יחד, מניחים את הג׳ינג׳ר בין שני הפירות כדי להבטיח את המיץ המלא שלו.

b) מערבבים את המיץ יחד עם הקומבוצ׳ה ומגישים.

79. ווניל קומבוצ'ה

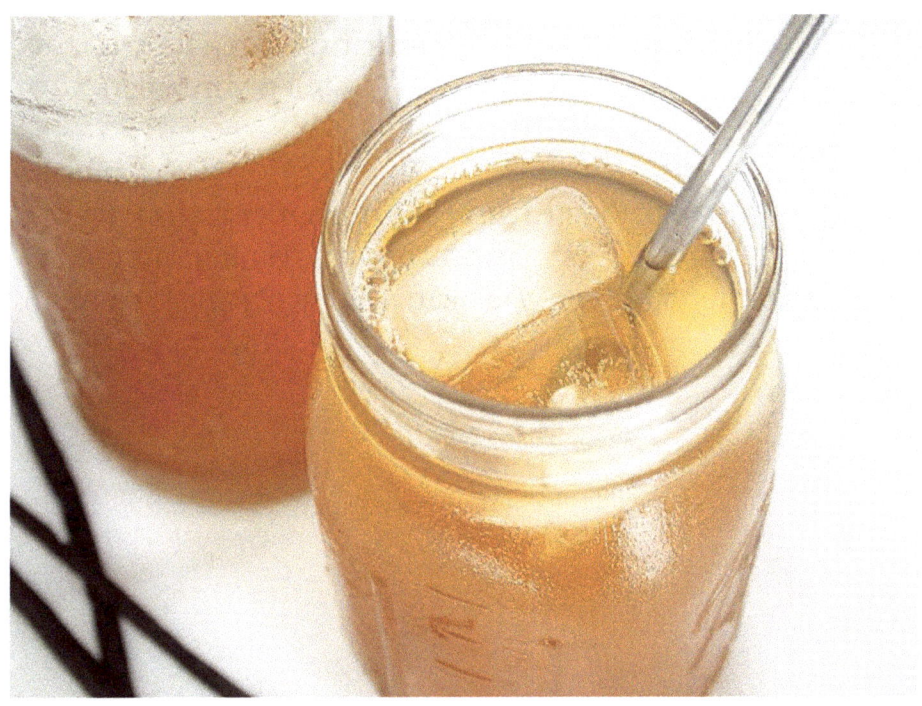

עושה: 4

רכיבים:
- 3 כוסות קומבוצ'ה, מכל סוג
- 1 כפית תמצית וניל

הוראות:
a) בתוך קנקן גדול, מוסיפים את תמצית הווניל לקומבוצ'ה, מערבבים עד לקבלת תערובת אחידה, ומגישים על קרח.

b) אחסן כל קומבוצ'ה וניל שלא נעשה בו שימוש במקרר עד 7 ימים.

.80 קומבוצ'ה מתובלת בקינמון וציפורן

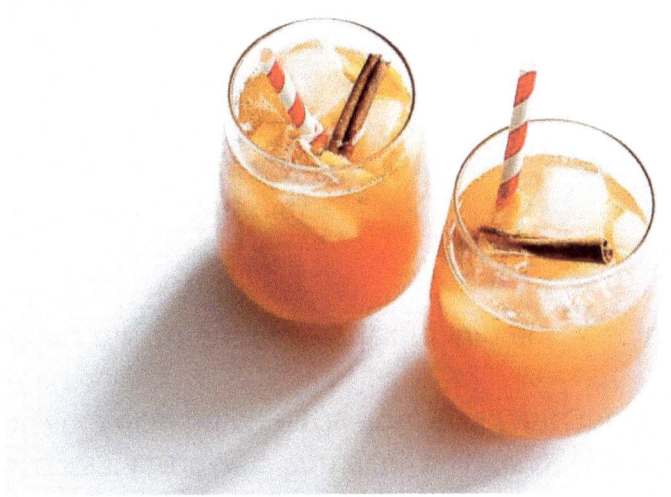

מייצר: 1 ליטר

רכיבים:
- 1 כוס מיץ תפוחים
- 4 מקלות קינמון שבורים לשניים
- 8 ציפורן שלמות
- ידית ג'ינג'ר בגודל 2 אינץ', קלופה וחתוכה ל-8 רצועות דקות
- 14 כוסות תה שחור קומבוצ'ה

הוראות:

a) חלקו את מיץ התפוחים בין הבקבוקים, הוסיפו כ-2 כפות לכל בקבוק של 16 אונקיות.

b) הוסף לכל בקבוק חתיכת קינמון אחת, ציפורן אחת ופרוסת ג'ינג'ר.

c) בעזרת משפך, ממלאים כל בקבוק בקומבוצ'ה, ומשאירים 1 אינץ' של מרווח ראש בכל בקבוק.

d) אטום היטב.

e) מניחים את הבקבוקים במקום חמים, בערך 72 מעלות צלזיוס, לתסיסה למשך 48 שעות.

f) מקררים בקבוק אחד למשך 6 שעות, עד לצינון יסודי. פתחו את הבקבוק וטעמו את הקומבוצ'ה שלכם. אם הוא מבעבע לשביעות רצונכם, מקררים את כל הבקבוקים ומגישים לאחר צונן. לאחר השגת התסיסה והמתיקות הרצויים, מקררים את כל הבקבוקים כדי לעצור את התסיסה.

g) מסננים בעזרת מסננת רשת לפני ההגשה.

81. מנגו וקאיין קומבוצ'ה

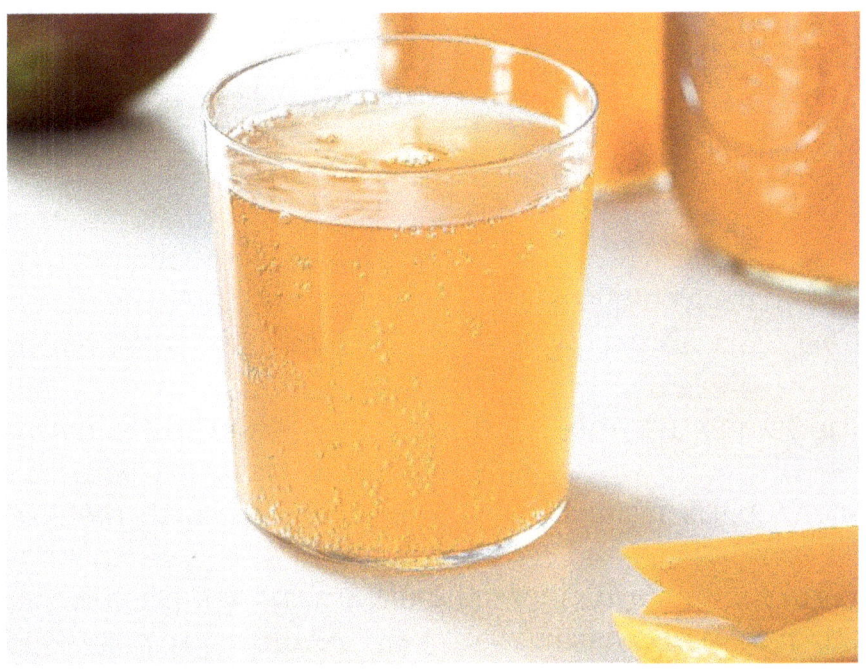

מייצר: 1 ליטר

רכיבים:

- 2 כוסות מנגו חתוך לקוביות
- ¼ כפית פלפל קאיין
- 14 כוסות תה ירוק קומבוצ'ה

הוראות:

a) בבלנדר או מעבד מזון טוחנים את המנגו.

b) מוסיפים את פלפל הקאיין למנגו ומערבבים כמה פעמים לתערובת.

c) מחלקים את הפירה בין הבקבוקים, מוסיפים כ-2 כפות לכל בקבוק של 16 אונקיות.

d) ממלאים כל אחד מהבקבוקים בקומבוצ'ה, ומשאירים כ-1 אינץ' של מרווח ראש בכל צוואר בקבוק. מכסה היטב כל בקבוק.

e) השאר את הבקבוקים במקום חמים, בערך 72 מעלות צלזיוס, לתסיסה למשך יומיים.

f) מקררים בקבוק אחד למשך 6 שעות, עד לצינון יסודי. פתחו את הבקבוק וטעמו את הקומבוצ'ה שלכם. אם הוא מבעבע לשביעות רצונכם, מקררים את כל הבקבוקים ומגישים לאחר צונן. לאחר השגת התסיסה והמתיקות הרצויים, מקררים את כל הבקבוקים כדי לעצור את התסיסה.

g) להגשה, מסננים את הקומבוצ'ה דרך מסננת רשת תיל כדי להסיר את עיסת הפרי כשאתה מוזג אותה לכוס.

82. ספייסי בלאדי מרי קומבוצ'ה

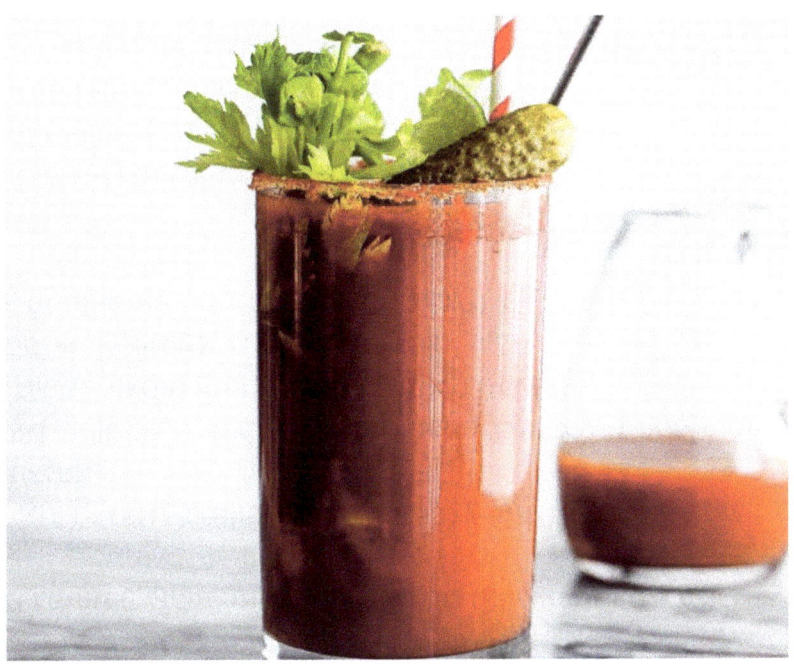

עושה: 4

רכיבים:
- 2 עגבניות בינוניות, חצויות
- ¼ מלפפון חתוך לקוביות
- 1 כפית אבקת צ'ילי
- 4 כוסות תה שחור קומבוצ'ה

הוראות:

a) בבלנדר מרסקים את העגבנייה והמלפפון למשך כ-5 שניות.

b) מערבבים את אבקת הצ'ילי לתוך התערובת.

c) בעזרת משפך, יוצקים את הפירה לצנצנת או בקבוק גדול.

d) הוסף את הקומבוצ'ה לבקבוק, השאר מרווח ראש של 1 אינץ'. סוגרים היטב את הצנצנת.

e) השאר את הצנצנת במקום חמים, בערך 72 מעלות צלזיוס, למשך 48 שעות.

f) מקררים לפחות 6 שעות, ואז מגישים צונן עם הקישוט המועדף עליכם.

83. ורד תות קומבוצ'ה

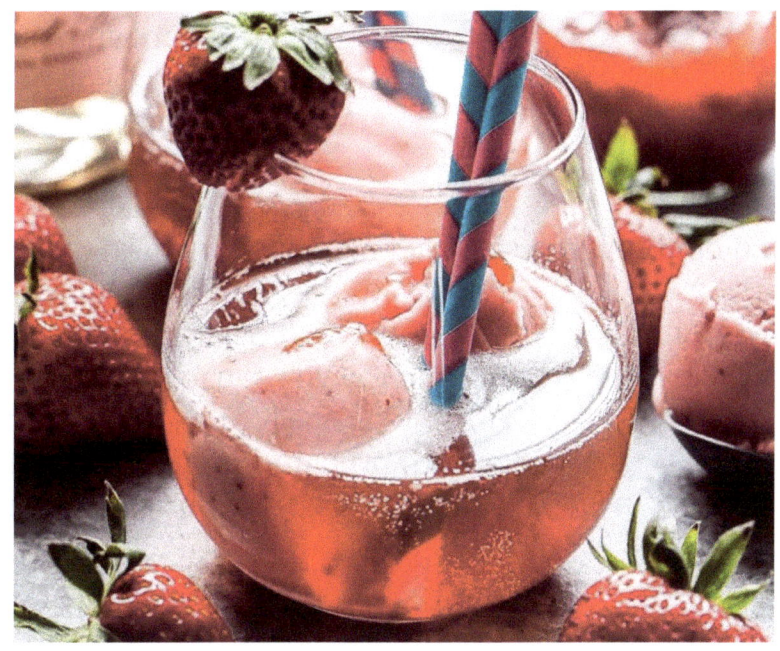

עושה: 4

רכיבים:
- 2 כוסות תותים חתוכים לקוביות
- 3 כוסות תה ירוק קומבוצ'ה
- 2 כפיות מי ורדים

הוראות:
a) בקערה קטנה, השתמשו במועך תפוחי אדמה כדי לרסק את התותים עד שהם חתיכות קטנות ועסיסיות.

b) יוצקים את התותים המעוכים לתוך מסננת רשת תיל המונחת על צנצנת בגודל ליטר. בעזרת גב של כפית, לחץ על מוצקי התות כדי לחלץ כמה שיותר מיץ. השליכו את העיסה.

c) מוסיפים את הקומבוצ'ה של התה הירוק לנוזל התותים.

d) מוסיפים את מי הוורדים לצנצנת, מערבבים ומגישים על קרח.

84. אפרסק קומבוצ'ה

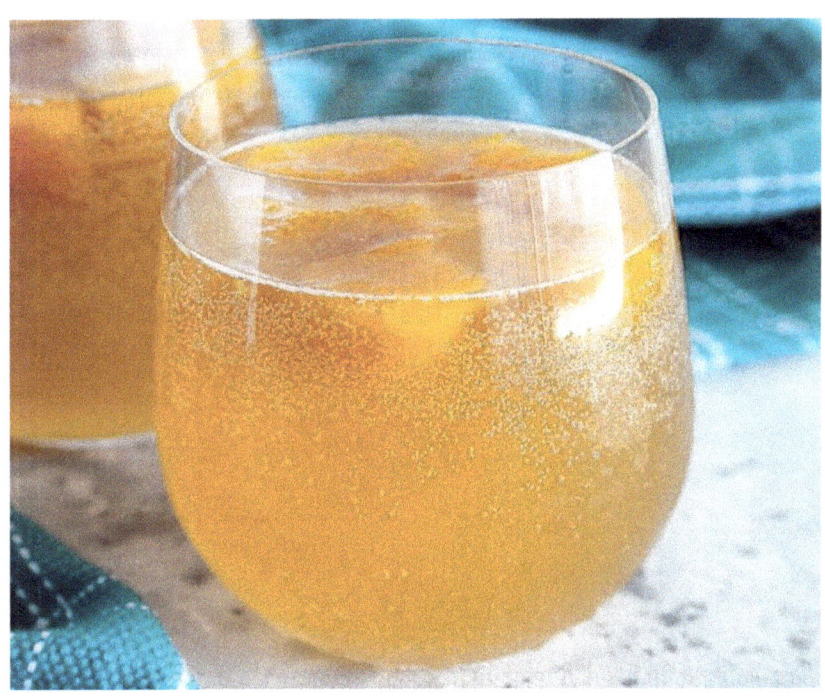

עושה: 2

רכיבים:
- 4 אונקיות של קומבוצ'ה אולונג או תה ירוק
- 1½ כוסות אפרסקים חתוכים לקוביות
- 6 אונקיות יוגורט רגיל
- שפריץ של מי ורדים

הוראות:

a) מערבבים בבלנדר את הקומבוצ'ה, האפרסקים, היוגורט ומי הוורדים ומערבבים עד לקבלת מרקם חלק.

b) מגישים מיד.

85. קומבוצ'ה פריך תפוח-כתום

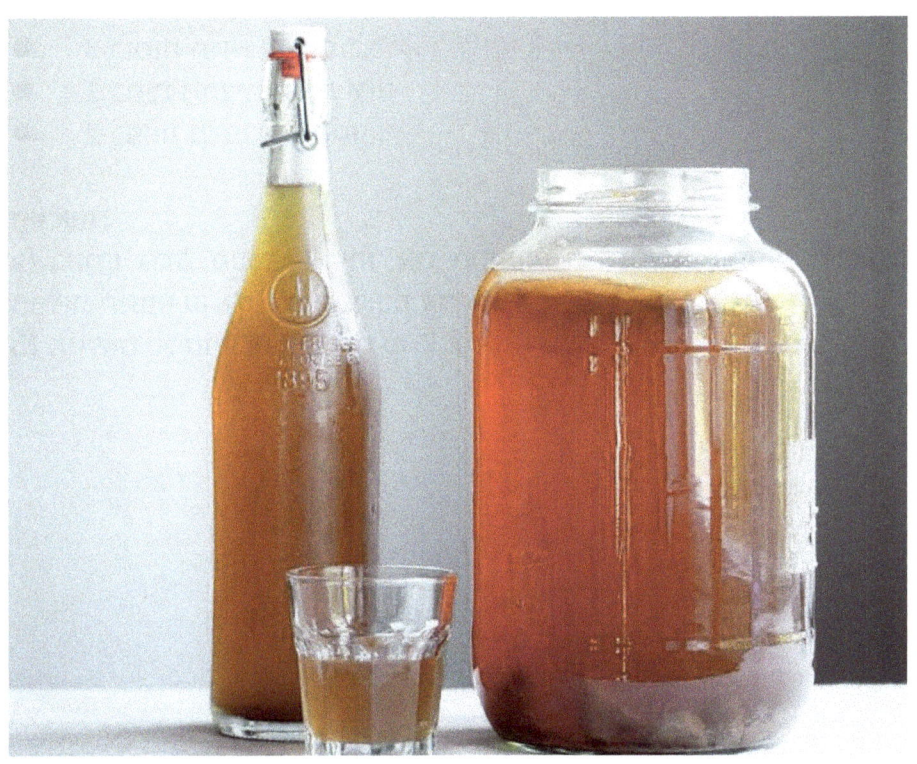

עושה: 4

רכיבים:

● 3 כוסות תה ירוק קומבוצ'ה
● 1 כפית תמצית תפוח ירוק
● 2 כפיות מי פריחת התפוז

הוראות:

a) בקנקן גדול, מערבבים יחד את הקומבוצ'ה, תמצית התפוח הירוק ומי פריחת התפוז עד לקבלת תערובת אחידה.
b) מגישים על קרח או מקררים עד 7 ימים.

86. לימונדה קומבוצ'ה

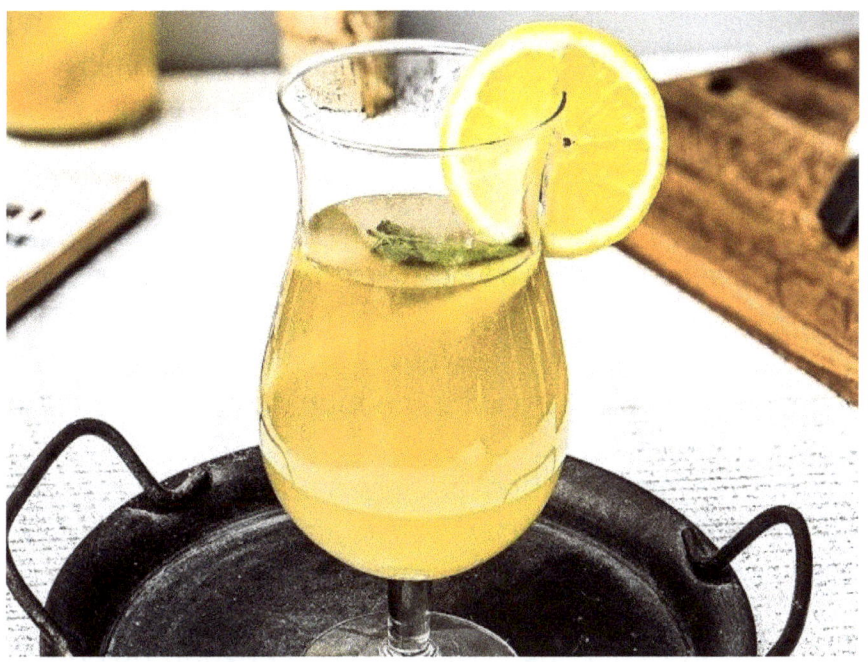

מייצר: 1 ליטר

רכיבים:

- 1¼ כוסות מיץ לימון סחוט טרי
- 15 כוסות תה ירוק או אולונג קומבוצ'ה

הוראות:

a) יוצקים 2 כפות של מיץ לימון לכל בקבוק של 16 אונקיות.

b) בעזרת משפך, ממלאים את הבקבוקים בקומבוצ'ה, ומשאירים כ-1 אינץ' מרווח ראש בכל צוואר בקבוק.

c) סגור את הבקבוקים היטב.

d) מניחים את הבקבוקים במקום חמים, בערך 72 מעלות צלזיוס, לתסיסה למשך 48 שעות.

e) מקררים בקבוק אחד למשך 6 שעות, עד לצינון יסודי. פותחים את הבקבוק וטועמים מהקומבוצ'ה. אם הוא מבעבע לשביעות רצונכם, מקררים את כל הבקבוקים כדי לעצור את התסיסה. לאחר השגת התסיסה והמתיקות הרצויים, מקררים את כל הבקבוקים כדי לעצור את התסיסה.

f) מסננים לפני ההגשה כדי להסיר ולהשליך את כל גדילי השמרים שעדיין קיימים.

The picture can't be displayed.

מייצר: 1 ליטר

רכיבים:

- 2 כוסות פטל שחור
- 4 אונקיות של מיץ ליים סחוט טרי
- 14 כוסות תה שחור קומבוצ'ה

הוראות:

a) בקערה גדולה, השתמשו בכף גדולה או מועך תפוחי אדמה כדי לרסק את הפטל שחור ולשחרר את המיצים שלהם.

b) מעבירים את פירות היער לכלי תסיסה בגודל ליטר ומוסיפים את מיץ הליים.

c) ממלאים את שארית הכלי בקומבוצ'ה התה השחור.

d) מכסים את הצנצנת בעזרת מטלית לבנה נקייה ומהדקים אותה בגומייה. השאר את הצנצנת

e) התסס במשך יומיים במקום חמים, בין 68°F ל-72°F.

f) לאחר 48 שעות, מסננים את התערובת כדי להסיר את זרעי האוכמניות.

g) בעזרת משפך, יוצקים את התערובת לבקבוקים ומכסים אותם היטב.

h) השאר את הבקבוקים במקום חמים, בערך 72 מעלות צלזיוס, לתסיסה למשך יומיים נוספים.

i) מקררים בקבוק אחד למשך 6 שעות, עד לצינון יסודי. פותחים את הבקבוק וטועמים מהקומבוצ'ה. אם הוא מבעבע לשביעות רצונכם, מקררים את כל הבקבוקים ומגישים לאחר צונן. לאחר השגת התסיסה והמתיקות הרצויים, מקררים את כל הבקבוקים כדי לעצור את התסיסה.

88. קומבוצ'ה רימון

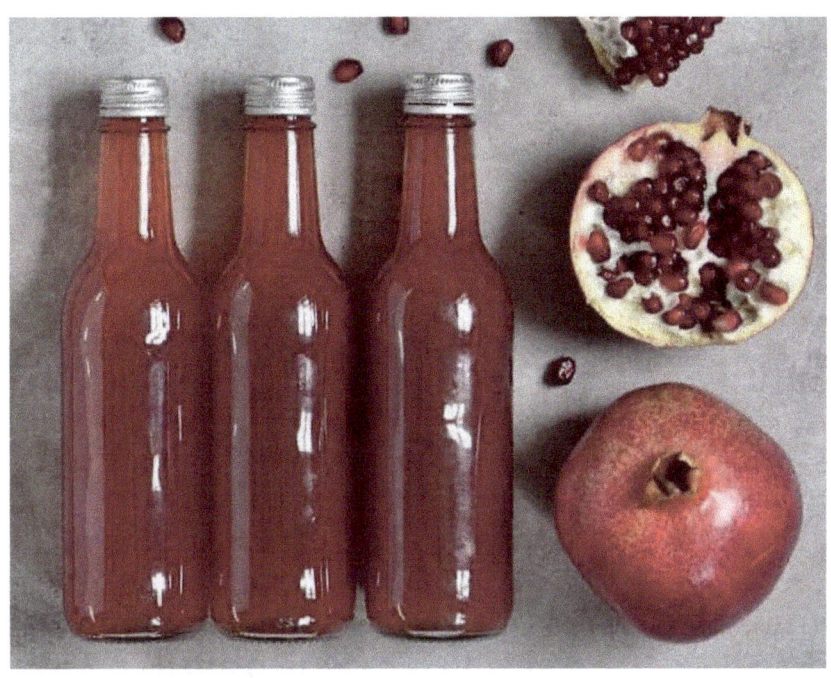

מייצר: 1 ליטר

רכיבים:

- 14 כוסות מים מחולקים
- 4 שקיות תה שחור
- 4 שקיות תה ירוק
- 1 כוס סוכר
- 1 סקובי
- 2 כוסות תה מתחיל
- 1 כוס מיץ רימונים, מחולק
- 2 כפיות מיץ לימון סחוט טרי, מחולק
- 4 פרוסות ג'ינג'ר טרי, מחולקות

הוראות:

a) בסיר גדול, מחממים 4 כוסות מים ל-212 מעלות פרנהייט על אש בינונית, ואז מסירים מיד את המחבת מהאש.

b) מוסיפים את שקיות התה השחור והירוק, תוך ערבוב פעם אחת. מכסים את המחבת ומניחים לתה להתבשל במשך 10 דקות.

c) הסר את שקיות התה. מוסיפים את הסוכר ומערבבים עד שכל הסוכר נמס.

d) יוצקים את 10 כוסות המים הנותרות לסיר כדי לקרר את התה. בדוק את הטמפרטורה כדי לוודא שהיא מתחת ל-85 מעלות צלזיוס לפני שתמשיך.

e) יוצקים את התה לצנצנת של 1 ליטר.

f) שטפו ושטפו היטב את הידיים, ואז הניחו את ה-SCOBY על פני התה והוסיפו את תה המתנע לצנצנת.

g) בעזרת מטלית לבנה נקייה, מכסים את פתח הצנצנת ומהדקים אותה במקומה עם גומייה. השאר את הצנצנת במקום חמים, בסביבות 72 מעלות צלזיוס, לתסיסה למשך 7 ימים.

h) לאחר 7 ימים, טועמים את הקומבוצ'ה. אם הוא מתוק מדי, אפשרו לו לתסוס יום-יומיים נוספים. ברגע שהקומבוצ'ה טעימה לך, הסר ושמור את ה-SCOBY לשימוש עתידי.

i) שמרו 2 כוסות מהקומבוצ'ה למנה הבאה שלכם לפני שתטעמו את שאר הקומבוצ'ה.

89. אוכמניות-ג'ינג'ר קומבוצ'ה

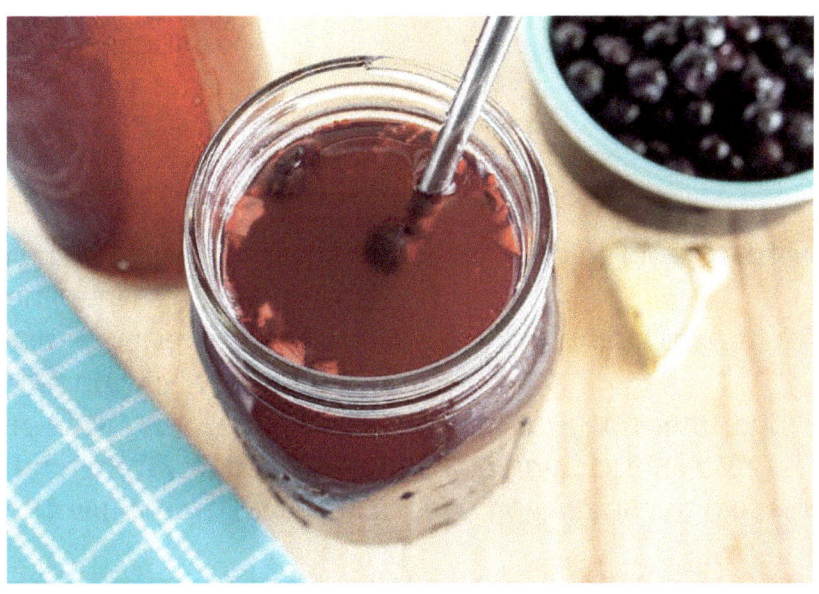

מייצר: 1 ליטר

רכיבים:

- 2 כוסות אוכמניות
- ¼ כוס ג'ינג'ר מסוכר, קצוץ
- 14 כוסות תה אולונג קומבוצ'ה

הוראות:

a) בקערה גדולה, השתמשו בכף גדולה או מועך תפוחי אדמה כדי לרסק את האוכמניות ולשחרר את המיצים שלהן.

b) מעבירים את פירות היער לכלי תסיסה בגודל ליטר ומוסיפים את הג'ינג'ר המסוכר ואת הקומבוצ'ה תה אולונג.

c) בעזרת מטלית לבנה נקייה, מכסים את הצנצנת ואבטח אותה בגומייה. השאירו את הצנצנת לתסוס במשך יומיים במקום חמים, בין 68°F ל-72°F.

d) לאחר 48 שעות, מסננים את התערובת כדי להסיר את חתיכות האוכמניות והג'ינג'ר.

e) בעזרת משפך, יוצקים את הקומבוצ'ה לבקבוקים ומכסים אותם היטב.

f) מניחים את הבקבוקים במקום חמים, בערך 72 מעלות צלזיוס, לתסיסה למשך 48 שעות.

g) מקררים בקבוק אחד למשך 6 שעות, עד לצינון יסודי.

h) פותחים את הבקבוק וטועמים מהקומבוצ'ה. אם הוא מבעבע לשביעות רצונכם, מקררים את כל הבקבוקים ומגישים לאחר צונן.

i) לאחר השגת התסיסה והמתיקות הרצויים, מקררים את כל הבקבוקים כדי לעצור את התסיסה.

90. אפרסק תות קומבוצ'ה

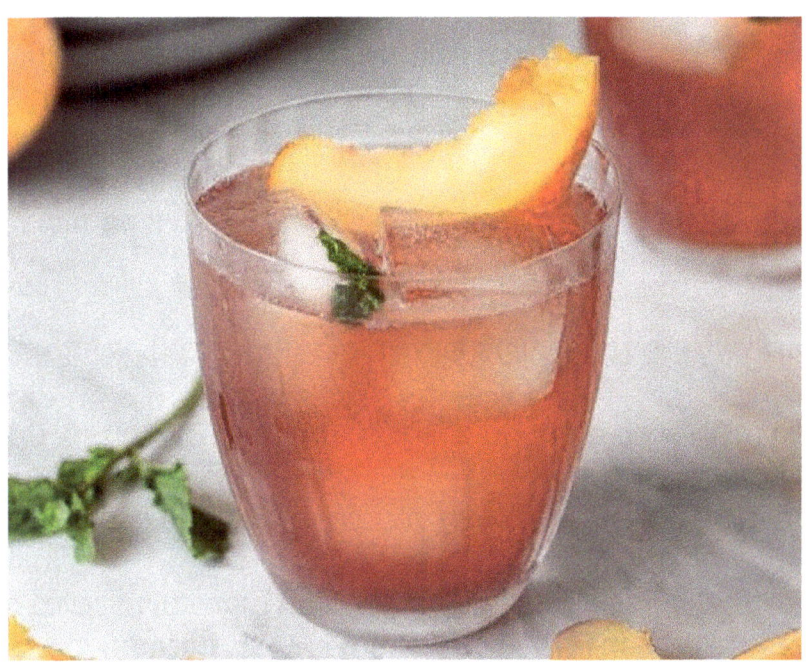

מייצר: 1 ליטר

רכיבים:
- 2 כוסות אפרסקים חתוכים לקוביות
- 4 אונקיות תותים
- 2 אונקיות של מיץ לימון סחוט טרי
- ידית ג'ינג'ר בגודל 1 אינץ'
- 14 כוסות תה ירוק קומבוצ'ה

הוראות:

a) במעבד מזון או בלנדר, טוחנים את האפרסקים, התותים, מיץ הלימון והג'ינג'ר.

b) מעבירים את התערובת לכלי תסיסה בגודל ליטר ומוסיפים את הקומבוצ'ה של התה הירוק.

c) בעזרת מטלית לבנה נקייה, מכסים את הצנצנת ואבטח אותה בגומייה. השאר את הצנצנת

d) התסס במשך יומיים במקום חמים, בין 68°F ל-72°F.

e) מסננים את התערובת על צנצנת או סיר גדול כדי להסיר את חתיכות הפרי.

f) בעזרת משפך, יוצקים את התערובת לבקבוקים ומכסים היטב כל בקבוק.

g) מניחים את הבקבוקים במקום חמים, בערך 72 מעלות צלזיוס, לתסיסה למשך 48 שעות.

h) מקררים בקבוק אחד למשך 6 שעות, עד לצינון יסודי. פותחים את הבקבוק וטועמים מהקומבוצ'ה.

i) אם הוא מבעבע לשביעות רצונכם, מקררים את כל הבקבוקים ומגישים לאחר צונן.

j) לאחר השגת התסיסה והמתיקות הרצויים, מקררים את כל הבקבוקים כדי לעצור את התסיסה.

91. דובדבן קומבוצ'ה

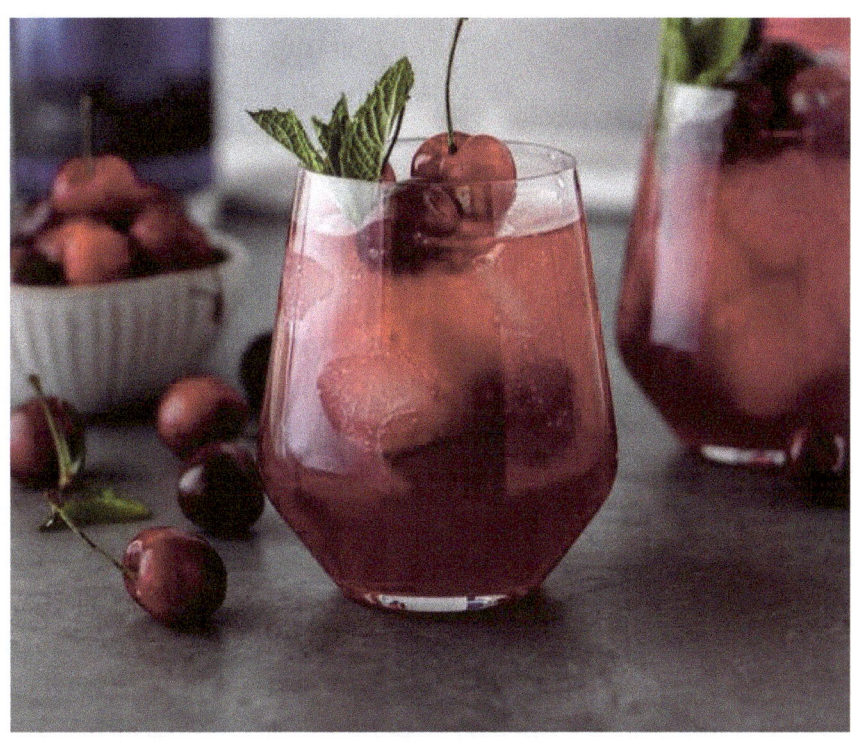

מייצר: 1 ליטר

רכיבים:

- 14 כוסות תה שחור קומבוצ'ה, מחולקת
- 32 אונקיות דובדבנים מתוקים, מגולענים

הוראות:

a) במעבד מזון או בבלנדר, טוחנים את הדובדבנים יחד עם כ-1 כוס קומבוצ'ה עד לקבלת נוזל.

b) הוסף את הפירה והקומבוצ'ה הנותרת לצנצנת זכוכית של 1 ליטר וכוס אותה במטלית לבנה נקייה מאובטחת בגומייה. השאר את הצנצנת על השיש במקום חמים, בסביבות 72 מעלות צלזיוס, למשך 12 שעות לפחות ולא יותר מ-24 שעות. ככל שהיא תלול יותר, כך טעם הדובדבן יתחזק.

c) יוצקים את הקומבוצ'ה דרך מסננת רשת על צנצנת או סיר גדול כדי להסיר מוצקים.

d) בעזרת משפך, יוצקים את הקומבוצ'ה לבקבוקים ומכסים אותם היטב. מניחים את הבקבוקים במקום חמים, בערך 72 מעלות צלזיוס, לתסיסה למשך 48 שעות.

e) מקררים בקבוק אחד למשך 6 שעות, עד לצינון יסודי. פותחים את הבקבוק וטועמים מהקומבוצ'ה. אם הוא מבעבע לשביעות רצונכם, מקררים את כל הבקבוקים ומגישים לאחר צונן. לאחר השגת התסיסה והמתיקות הרצויים, מקררים את כל הבקבוקים כדי לעצור את התסיסה.

92. קומבוצ'ה ענבים

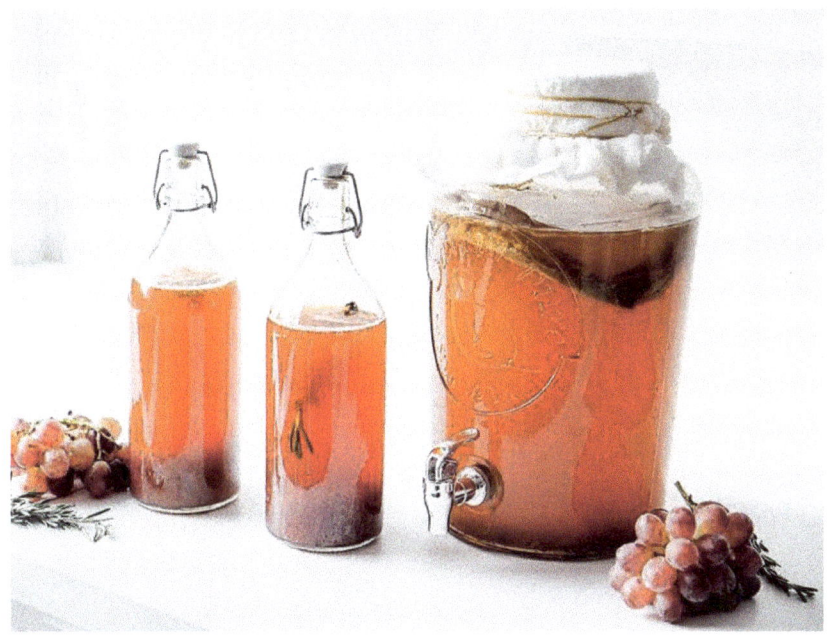

עושה: 1

רכיבים:

- 4 אונקיות של מיץ ענבים לבן או סגול
- 4 אונקיות של קומבוצ'ה, מכל סוג

הוראות:

a)   בכוס מערבבים את המיץ והקומבוצ'ה ומגישים.

93. אסאי ברי ספירולינה קומבוצ'ה

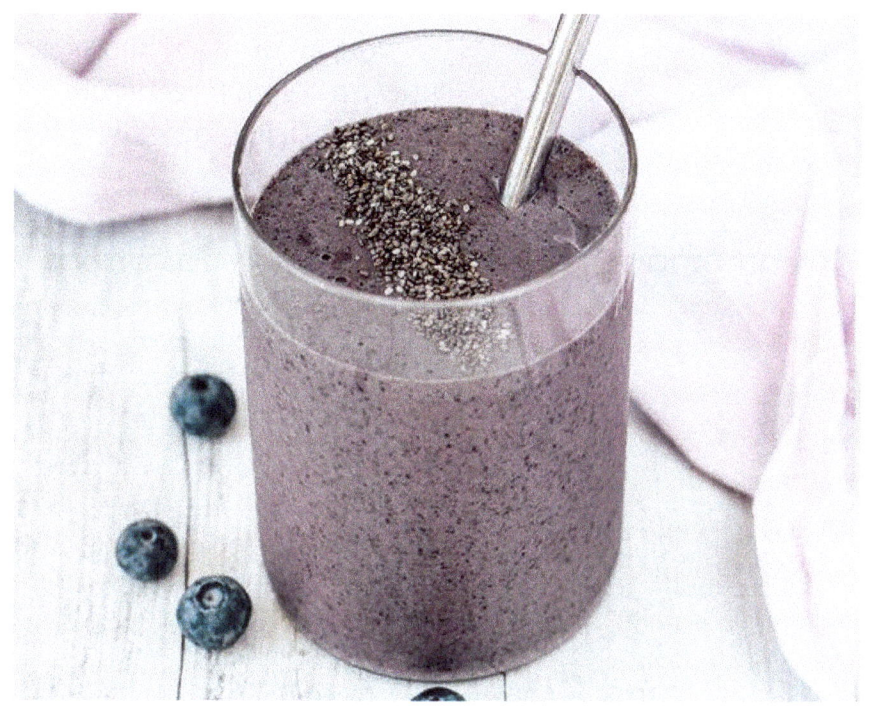

עושה: 1

רכיבים:

● 4 אונקיות מיץ פירות יער אסאי
● 4 אונקיות של קומבוצ'ה תה שחור
● ½ כפית אבקת ספירולינה

הוראות:

a) בכוס מערבבים את המיץ, הקומבוצ'ה ואבקת הספירולינה ומגישים.

94. קומבוצ'ה מלוח-אשכולית

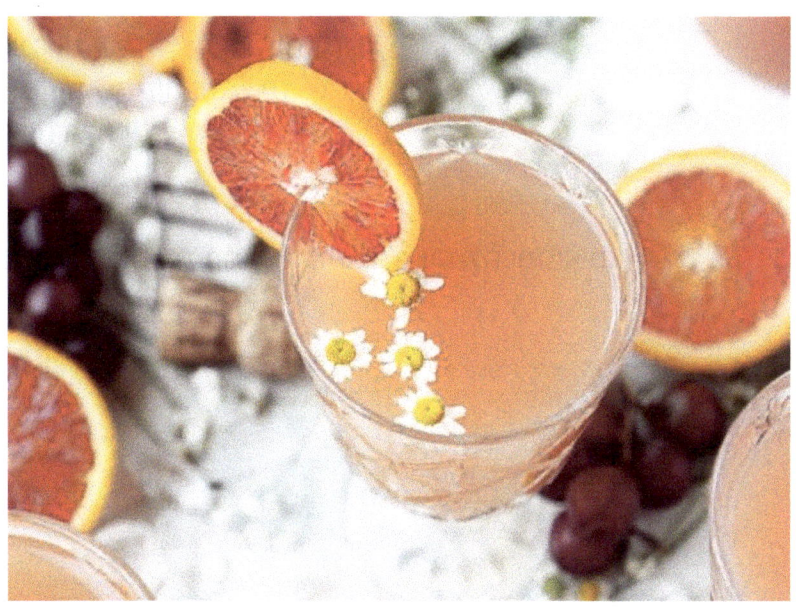

עושה: 1

רכיבים:

- 4 אונקיות של מיץ אשכוליות ורוד
- 4 אונקיות של קומבוצ'ה תה שחור
- קורטים מלח ים

הוראות:

a) בכוס מערבבים את המיץ, הקומבוצ'ה והמלח ומגישים.

95. מיץ קומבוצ'ה תפוזים

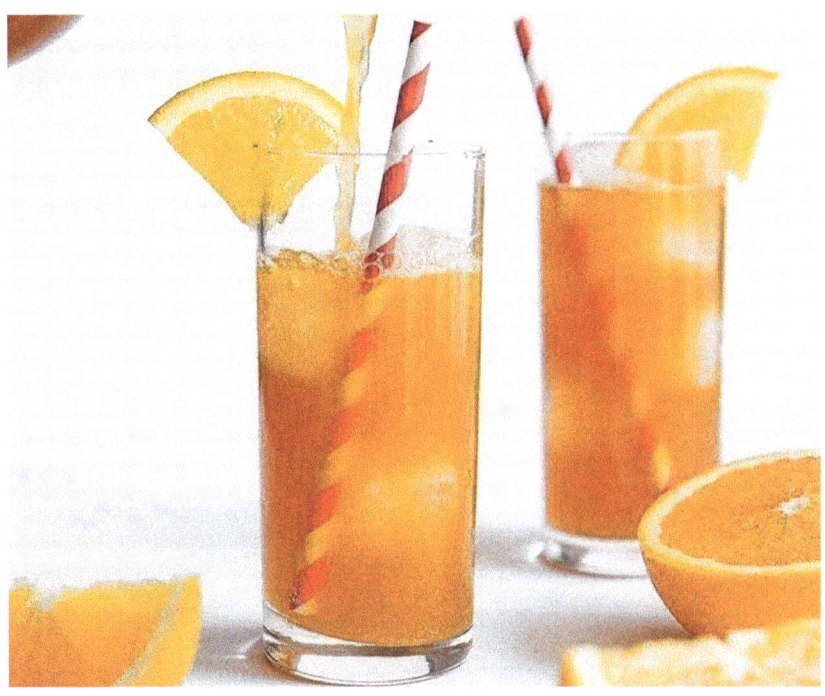

עושה: 1

רכיבים:

- מיץ מ-2 תפוזים גדולים
- 4 אונקיות של קומבוצ'ה תה שחור

הוראות:

a) בכוס מערבבים את המיץ והקומבוצ'ה ומגישים קר.

96. מנדרינה קומבוצ'ה

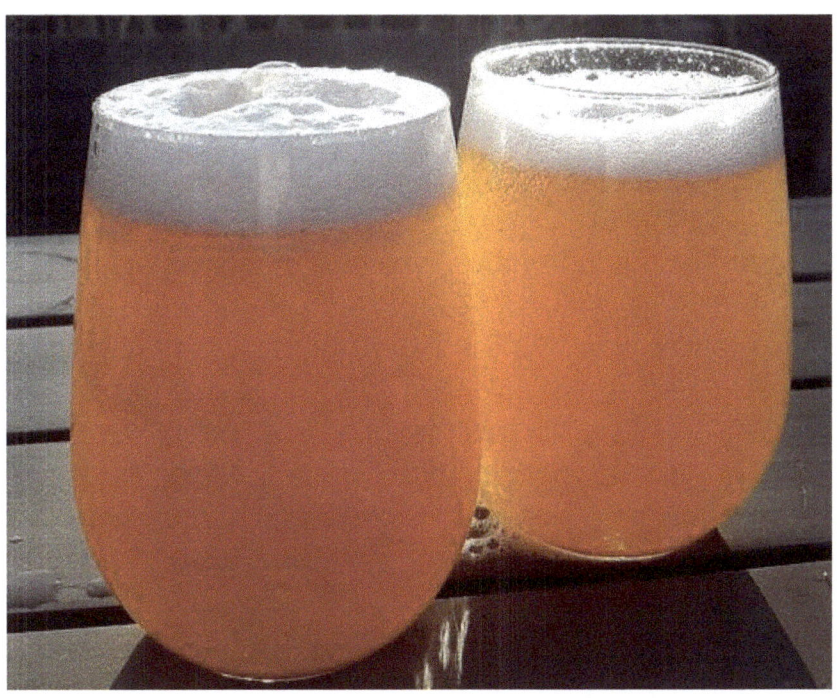

מייצר: 1 ליטר

רכיבים:
- 1 כוס מיץ קלמנטינות סחוט טרי
- 14 כוסות תה אולונג קומבוצ'ה

הוראות:

a) הוסף כ-2 כפות של מיץ קלמנטינות לכל בקבוק של 16 אונקיות.

b) מלא כל בקבוק עם קומבוצ'ה, השאר 1 אינץ' של מרווח ראש בכל צוואר בקבוק. מכסה היטב כל בקבוק.

c) מניחים את הבקבוקים במקום חמים, בערך 72 מעלות צלזיוס, לתסיסה למשך 48 שעות.

d) מקררים בקבוק אחד למשך 6 שעות, עד לצינון יסודי.

e) פתחו את הבקבוק וטעמו את הקומבוצ'ה שלכם. אם הוא מבעבע לשביעות רצונכם, מקררים את כל הבקבוקים ומגישים לאחר צונן.

f) לאחר השגת התסיסה והמתיקות הרצויים, מקררים את כל הבקבוקים כדי לעצור את התסיסה.

97. חמוציות תפוח קומבוצ'ה

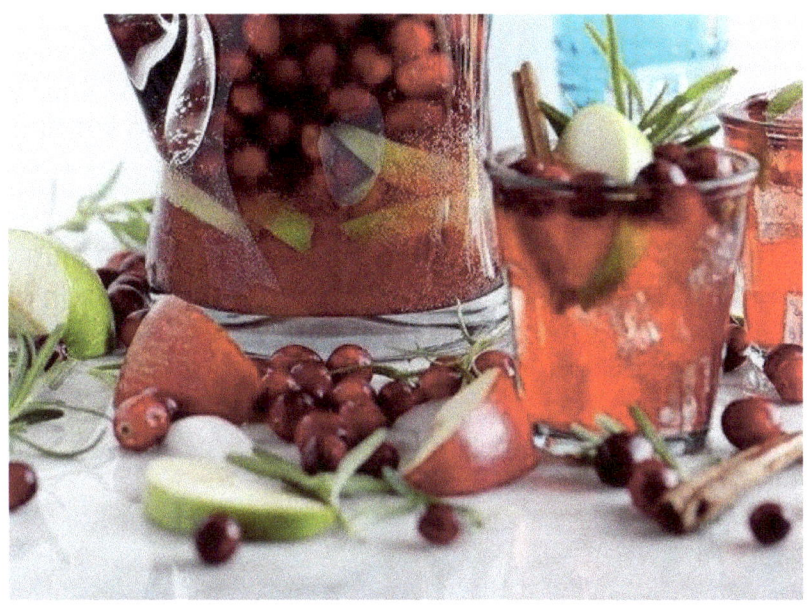

עושה: 1

רכיבים:
- 4 אונקיות של קומבוצ'ה תה שחור
- 4 אונקיות של מיץ תפוחים
- 2 כפות מיץ חמוציות לא ממותק

הוראות:
a) בכוס, מערבבים יחד את הקומבוצ'ה, מיץ התפוחים ומיץ החמוציות עד לקבלת תערובת אחידה, ונהנים.

98. גוניפר-הדר קומבוצ'ה

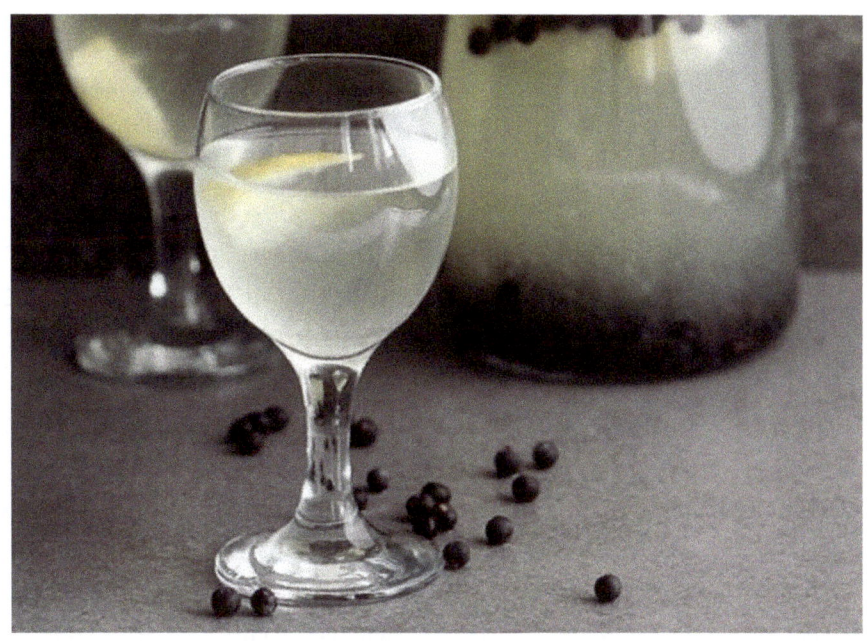

מייצר: 1 ליטר

רכיבים:
- 2 כוסות מיץ תפוזים סחוט טרי
- 1 כף גרגרי ערער
- 14 כוסות תה שחור קומבוצ'ה

הוראות:
a) הוסף כ-4 כפות של מיץ תפוזים לכל בקבוק של 16 אונקיות.

b) מחלקים את גרגרי הערער באופן שווה בין הבקבוקים.

c) בעזרת משפך, ממלאים את הבקבוקים בקומבוצ'ה, ומשאירים 1 אינץ' של מרווח ראש בכל צוואר בקבוק. מכסה היטב כל בקבוק.

d) השאר את הבקבוקים במקום חמים, בערך 72 מעלות צלזיוס, לתסיסה למשך יומיים.

e) מקררים בקבוק אחד למשך 6 שעות, עד לצינון יסודי. פתחו את הבקבוק וטעמו את הקומבוצ'ה שלכם.

f) אם הוא מבעבע לשביעות רצונכם, מקררים את כל הבקבוקים ומגישים לאחר צונן. לאחר השגת התסיסה והמתיקות הרצויים, מקררים את כל הבקבוקים כדי לעצור את התסיסה.

g) מסננים לפני ההגשה.

99. אוכמניות-ליים קומבוצ'ה

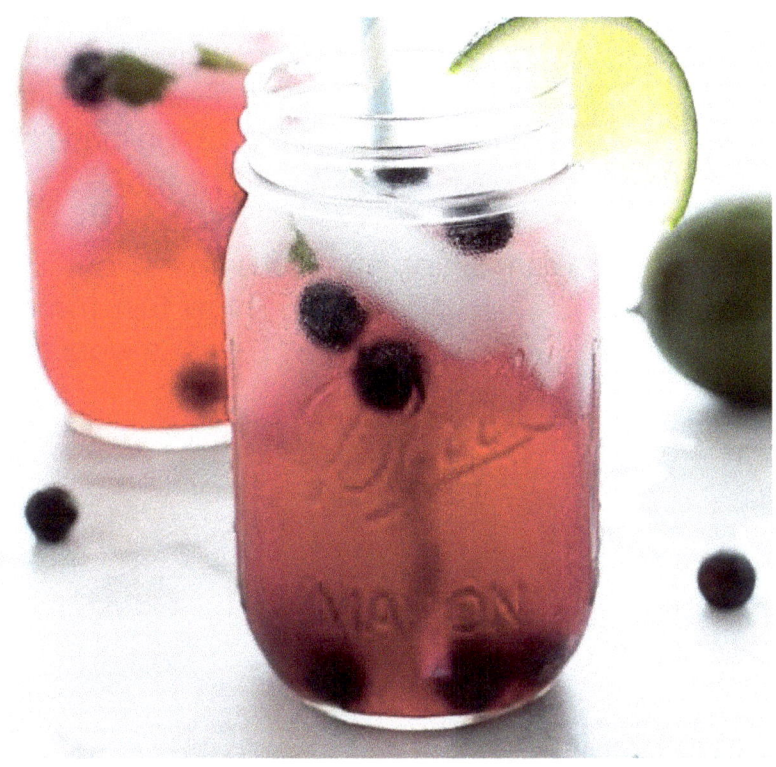

עושה: 1

רכיבים:

- 1 כוס אוכמניות קפואות
- 4 אונקיות של קומבוצ'ה תה שחור
- ½ בננה קפואה מיץ מ-1 ליים

הוראות:

a) בבלנדר, טוחנים את האוכמניות, הקומבוצ'ה, הבננה ומיץ הליים עד לקבלת מרקם חלק, כ-10 שניות.

b) מוזגים לכוס ומגישים.

100. סמבוק-רוז הופ קומבוצ'ה

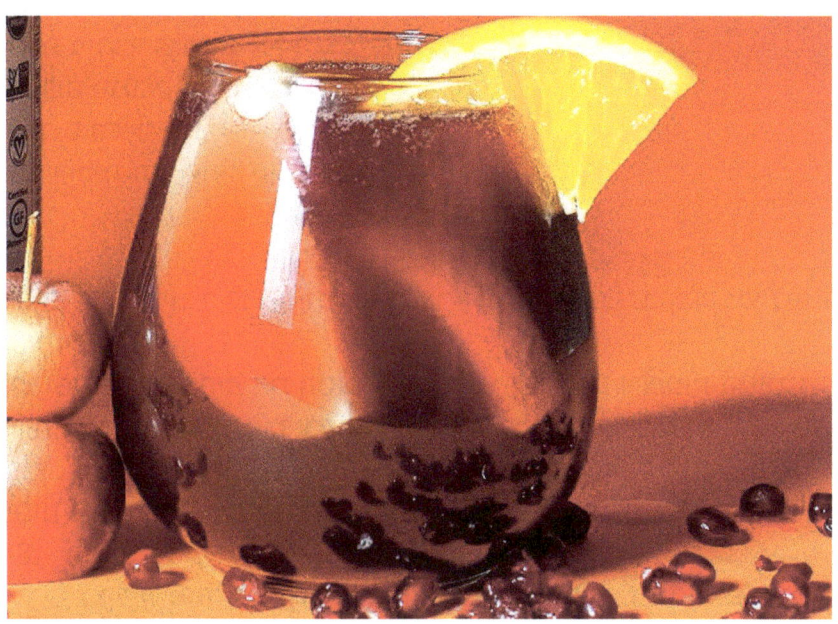

מייצר: 1 ליטר

רכיבים:

- ידית ג'ינג'ר בגודל 1 אינץ'
- ⅓ כוס סמבוק
- ¼ כוס ורד כשות
- 15 כוסות תה שחור קומבוצ'ה

הוראות:

a) פורסים את הג'ינג'ר לרצועות דקות ואחידות כך שבכל בקבוק יש לפחות חתיכה אחת.
b) מחלקים בין הבקבוקים את הסמבוקים, הופדי הוורדים ורצועות הג'ינג'ר.
c) בעזרת משפך, ממלאים כל בקבוק בקומבוצ'ה, ומשאירים רווח ראש של 1 אינץ' בכל צוואר בקבוק.
d) מניחים את הבקבוקים במקום חמים, בערך 72 מעלות צלזיוס, לתסיסה למשך 48 שעות.
e) מקררים בקבוק אחד למשך 6 שעות, עד לצינון יסודי. פתחו את הבקבוק וטעמו את הקומבוצ'ה שלכם. אם הוא מבעבע לשביעות רצונכם, מקררים את כל הבקבוקים ומגישים לאחר צונן. לאחר השגת התסיסה והמתיקות הרצויים, מקררים את כל הבקבוקים כדי לעצור את התסיסה.
f) להגשה, השתמש במסננת רשת תיל כדי להסיר את הארומטיות בעת מזיגת הקומבוצ'ה לכוס.

סיכום

מזל טוב! הגעת לסוף של ספר הבישול בטן בריא. אנו מקווים שספר הבישול הזה נתן לך השראה לקחת אחריות על בריאות המעיים שלך באמצעות אוכל טעים ומזין. אנו מאמינים כי מעיים בריאים הם הבסיס לבריאות כללית ולרווחה.

ניסינו להפוך את ספר הבישול הזה למקיף ככל האפשר, עם 100 מתכונים טעימים ובריאים למעיים, יחד עם מידע מועיל על שמירה על מיקרוביום בריא במעיים וזיהוי חומרים מגרים במעיים.

אנו מקווים ש-The ספר הבישול למעיים בריאים עזר לך לצבור ביטחון במיומנויות הבישול הבריא למעיים שלך ושתמשיך לחקור טעמים ומרכיבים חדשים כדי להזין את המעיים שלך. תודה שהצטרפת אלינו למסע הקולינרי הזה לעבר מערכת עיכול שמחה ומאוזנת. בישול שמח!

Ingram Content Group UK Ltd.
Milton Keynes UK
UKHW021818170723
425310UK00005B/65